長生きしたければ「口」を鍛えなさい！

誤嚥性肺炎を防いで、
元気な100歳に

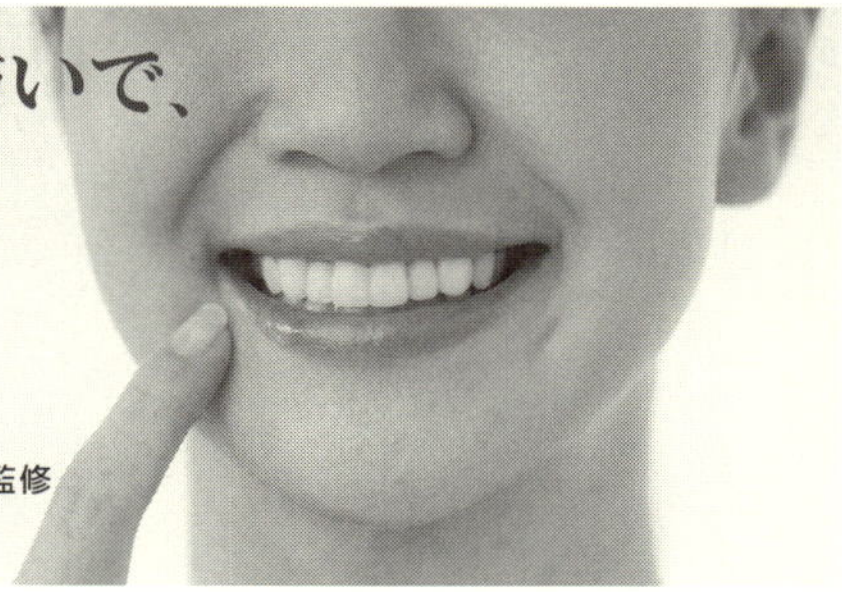

一般社団法人
日本訪問歯科協会・監修

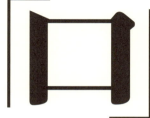

はじめに

日本訪問歯科協会は、2000年に設立されています。現在、全国で1300人を超える歯科医が参加しています。

2017年、私たちは『訪問歯科診療のすすめ』を出版しました。訪問歯科診療の存在と意義を知っていただくために出版しましたが、今回の本は「誤嚥性肺炎」がテーマです。

高齢者にとって、肺炎は大きな問題です。とくにお口の中の細菌を誤嚥することで起こる誤嚥性肺炎は増え続け、死亡に至ることすらあります。歯科治療や「お口のケア」が必要なのに、病気などの事情で通院できない高齢者が増えています。

訪問歯科診療は、通院せずに治療や「お口のケア」が受けられます。訪問歯科診療で誤嚥性肺炎のリスクを下げ、健康で長生きしていただきたい……。その願いから本書は誕生しました。一人でも多くの方の健康に、本書が寄与できることを願います。

2018年10月

日本訪問歯科医学会　学会長　野坂洋一郎

訪問歯科診療は日本全国、ほぼすべての地域をカバーするに至っています。そして訪問歯科診療は介護の現場でとても感謝されています。一方、訪問歯科診療の存在を知らない患者さん、あるいは介護関係も多くいらっしゃるのも事実です。今こそ私たちは、訪問歯科診療の存在を国民すべての方に知っていただきたいと思います。

総人口に占める65歳以上の割合が21パーセントを超える社会を「超高齢社会」と呼びますが、わが国は２０１０年には「超高齢社会」となり、高齢化率もどんどん高まっていくばかりです。自宅や施設で介護を受ける寝たきりの高齢者が増えるということは、「歯科医院に行けない人たち」が増えることなのです。

介護の現場では、時としてお口のことは後回しにされがちですが、寝たきりの高齢者の口腔ケアは「命にかかわる大切なこと」です。誤嚥性肺炎を引き起こす原因などにもなるからです。今まで歯科医療は生活医療が主でしたが、これからは生命医療にもかかわっていきます。私たち訪問歯科診療のさらなる取り組みに期待が高まっています。

２０１８年10月

日本訪問歯科協会 理事長　守口憲三

目次

第1章 知っていましたか？ 肺炎は死亡原因の第3位です

第2章
訪問歯科診療で誤嚥性肺炎を予防し、元気に長生きを！

第3章 自宅でできる「お口のケア」と「お口のリハビリ」で肺炎の予防を

第4章

訪問歯科治療で、誤嚥性肺炎予防に取り組む名医たち

渡部圭一　渡部圭一歯科院長（福島県会津若松市）……126

冨所武宣　冨所歯科医院院長（群馬県高崎市）……130

鴨田博司　鴨田歯科クリニック院長（埼玉県さいたま市）……134

坂口　豊　坂口歯科医院院長（千葉県千葉市）……138

若井広明　若井歯科医院院長（東京都江東区）……142

西島　明　(医)明愛会 西島歯科医院院長（長野県下伊那郡喬木村）……146

田中和康　たなか歯科院長（静岡県焼津市）……150

長岡俊哉　アルト歯科・口腔外科院長（愛知県名古屋市）……154

錦戸　崇　OIC訪問歯科診療部院長（三重県志摩市）……158

金子尚樹　Kデンタルクリニック理事長・院長（大阪府吹田市）……162

吉原正明　吉原歯科医院院長（兵庫県三田市）……166

二木由峰　にき歯科医院院長（広島県江田島市）……170

白石　亨　白石歯科医院院長（愛媛県新居浜市）……174

安元和雄　やすもと歯科医院院長（福岡県筑紫野市）……178

服部信一　北村歯科医院院長（佐賀県佐賀市）……182

東　正也　ひがし歯科医院院長（熊本県上益城郡嘉島町）……186

第1章

知っていましたか？肺炎は死亡原因の第3位です

肺炎で亡くなる人は脳血管障害での死亡より多い

若井歯科医院院長
若井広明

◎日本人の死因で、肺炎はがん、心臓病に次ぐ第3位

「元気で長生きしたいですか？」

こうお聞きすると、まず100％の人が「はい」と答えるでしょう。

その「元気で長生き」の前に立ちはだかるのが、病気です。怖いと思う病気を挙げてもらうと、おそらく「がん」がトップになるでしょう。

がんは、日本人の死亡原因の第1位です。少し前は「日本人の3人に1人はがんになる」といわれていましたが、今や「2人に1人」ががんになる時代です。

では、日本人の死亡原因の第2位と第3位をご存じでしょうか？

「2位が心臓病で、3位は脳卒中でしょ」

こう思われている人も多くいます。

がん、心臓病（主に心筋梗塞）、脳血管障害（脳卒中＝脳梗塞や脳出血）は3大生活習

慣病として知られ、その予防が盛んに啓発されています。

長い間、日本人の死亡原因の第1位はがん、第2位が心臓病、第3位が脳血管障害でした。2011年、この順位に変化が起きました。第4位だった肺炎が脳血管障害を抜き、第3位になったのです。

肺炎は、治療が遅れると回復が難しくなります。自分でも気づかないうちに炎症が広がると肺の呼吸機能が低下し、飲み込む力が弱くなります。その結果、栄養不足・体力不足になり、坂道を転がり落ちるように弱っていく悪循環に陥ってしまいます。

◎風邪やインフルエンザでは肺炎にはならない

この項目のタイトルを見て、首を傾げた人も多いのではないかと想像されます。

「先生、『肺炎にならないように、風邪やインフルエンザに気をつけましょう』ってテレビでいっていますよ」

「うちの祖父は、インフルエンザで肺炎になりました」

患者さんにこの話をすると、こんな反応を示します。

厳密にいうと、風邪やインフルエンザそのものでは肺炎を起こすとは限りません。

肺炎入院患者における誤嚥性および非誤嚥性肺炎の年齢別割合

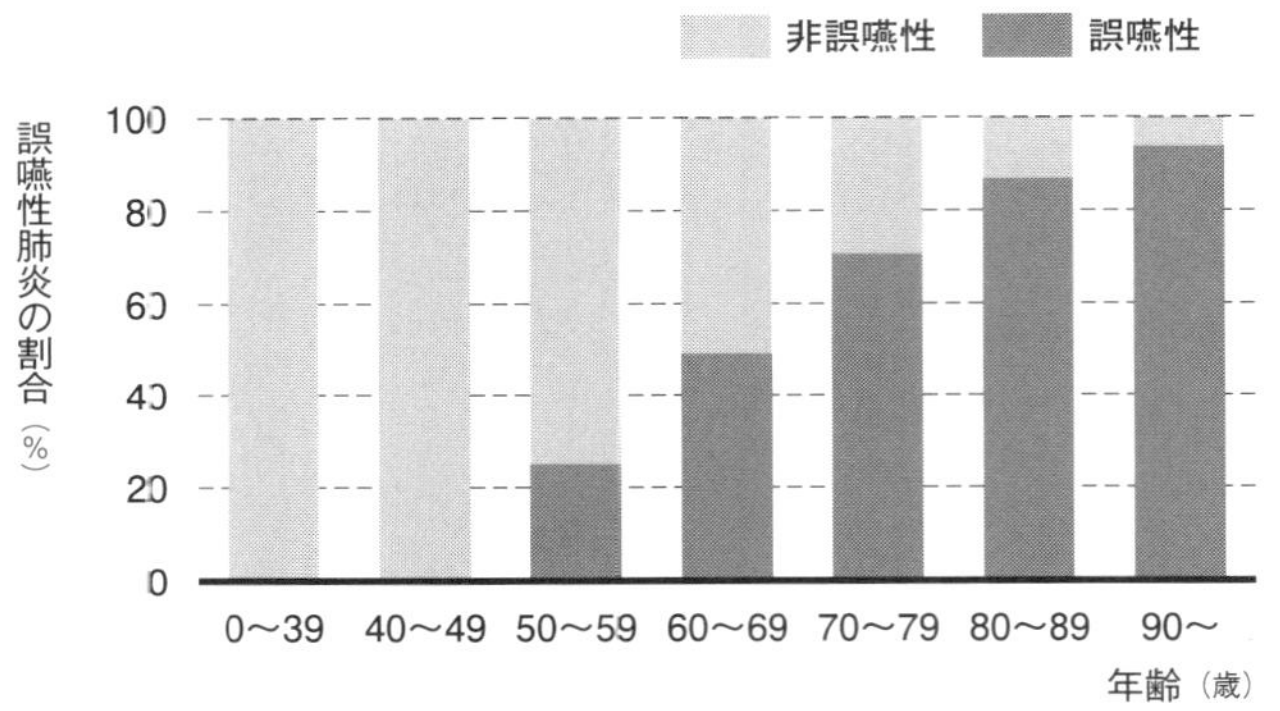

Teramoto S, Fukuchi Y, Sasaki H, et al. JAGS 56,577-579,2008

そもそも、肺炎と風邪・インフルエンザは原因が違います。肺炎の原因は細菌（肺炎球菌が最も多い）で、風邪やインフルエンザはウイルスが原因です。

原因が違いますから、治療法も異なります。肺炎の治療では、細菌を殺す抗生物質を投与します。ところが、抗生物質はウイルスには効かないため、風邪やインフルエンザでは抗ウイルス薬を投与するのです。

では、風邪やインフルエンザは肺炎に関係ないのでしょうか？

風邪やインフルエンザと肺炎には、関係があります。風邪やインフルエンザが引き金になる肺炎は、細菌の二次感染として起こります。

風邪やインフルエンザのウイルスに感染すると、のどや気道に急性の炎症が起こります。口の中やのどには、「常在菌」と呼ばれる細菌がいます。のどや気道の炎症は、この常在菌が暴れるきっかけとなります。このとき体力が弱っていたり、免疫力が低下していたりすると、細菌が肺に侵入して肺炎を起こしてしまうのです。

人によって異なりますが、風邪やインフルエンザは1～3週間で治ります。しかし、肺炎を併発するとそうはいきません。最悪の場合、死亡するケースもあります。

高齢者は体力も落ち、免疫力も低下しています。だから、風邪やインフルエンザにも十分な注意と対策が必要になるのです。

◎肺炎で亡くなる人のうち、97%が65歳以上の高齢者

「忘れていませんか、肺炎のこと。65歳すぎたら、あなたも私も肺炎予防ですね」

歌舞伎の坂東玉三郎さんは、テレビで呼びかけています。

肺炎で亡くなった人のうち、65歳以上がなんと97%以上！　２０１６年の厚生労働省の調査（人口動態統計）では、こんな報告があるからです。

古くから、「肺炎は老人の友」といわれてきました。これは近代内科学の祖といわれる

ウイリアム・オスラーの言葉で、「高齢者はしばしば肺炎を起こし、肺炎で亡くなることは避けられない」ことを意味しています。

「肺炎は内科の病気でしょう。なぜ、歯科医が肺炎の心配をするの？」

この疑問はもっともです。

肺炎には、お口の中の環境と深く関係する肺炎もある……。このことがわかってきたため、歯科医である私が肺炎を心配するのです。

お口の中の環境と深い関係のある肺炎を、「誤嚥性肺炎」といいます。

私たちのお口の中には、たくさんの細菌がすみついています。飲食物と一緒にその細菌が気道に入り、肺に達して増殖して肺炎を起こします。それが誤嚥性肺炎です。

高齢者は誤嚥による肺炎に注意しなければいけない

DIC訪問歯科診療部院長　錦戸 崇

◎高齢者の肺炎の70%は誤嚥が原因

年齢を重ねると、いろいろな病気になるリスクが高くなります。なかには生命にかかわるものもあり、肺炎もその一つです。

高齢者は、誤嚥による肺炎（誤嚥性肺炎）に注意が必要です。怖いことに、高齢者の肺炎の70％は誤嚥が原因（誤嚥性肺炎）と指摘されているからです（16ページ図表参照）。

高齢者は突然、熱を出すことがあります。熱はなかなか下がらず、意識も少し朦朧としています。

「肺炎です、命にかかわる危険があるため、すぐに入院させてください」

かかりつけ医に往診してもらうと、こういわれることがあります。こうした場合、もっとも疑われるのが誤嚥性肺炎です。

誤嚥の「嚥」は「嚥下」、つまり飲み込むことです。飲食物が食道ではなく、気管や肺に入ってしまう……。これが「誤嚥」で、飲み込む力が弱くなると誤嚥を起こします。

普段、私たちは、ものを飲み込む動作（嚥下）を意識せずにおこなっています。無意識でも口からの飲食物は食道に入り、気管には入りません。しかし、飲み込む力が弱くなっている高齢者では、誤嚥してしまうことがあります。

では、誤嚥するとなぜ肺炎が起こるのでしょうか？

誤嚥はこうして起こる

物がうまく飲み込めない「嚥下障害」になると
「誤嚥性肺炎」などの病気の原因になります。

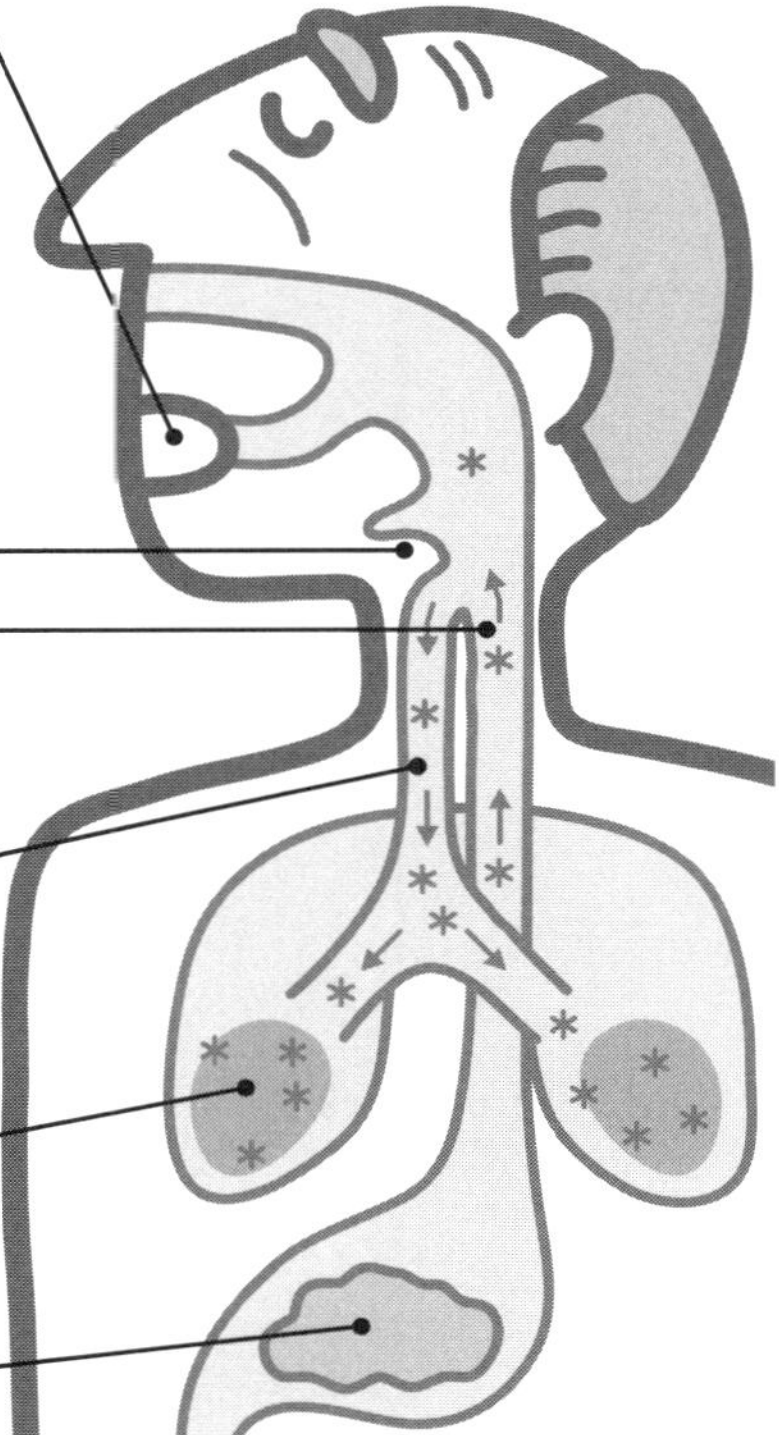

口

むし歯などで歯が弱り、咀嚼力が低下する。唾液の分泌が減る。

喉頭蓋

嚥下反射がうまくいかず、食物が気管支に入ってしまう。

食道

咽頭、食道の筋力が低下する。

気管

細菌を含んだ唾液などが、気管に入る。

肺

細菌が肺に入って肺炎を起こす。

胃

胃の内容物が逆流して気管に入る。

出典：「高齢者のための口腔ケア」（日本訪問歯科協会）より

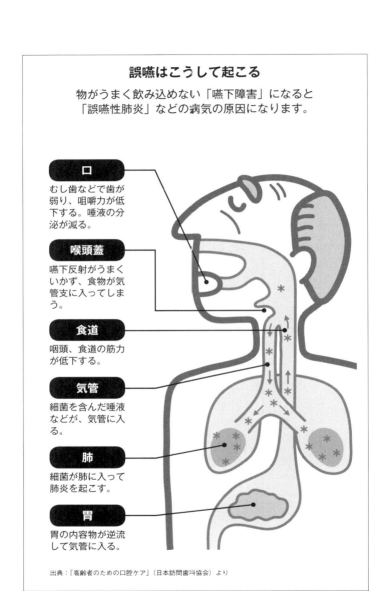

原因は、お口の中の細菌です。

細菌にとって、温度、湿度、栄養のどれをとってもお口の中は願ってもない絶好の住みかです。お口のケアを怠ると、細菌は爆発的に増殖します。細菌のついた飲食物や細菌を含む唾液を誤嚥すると細菌は気管や肺に入り込み、肺で増殖して肺炎を引き起こすのです。

◎超高齢時代を迎え、誤嚥性肺炎による死亡者数は右肩上がりの予測

日本は「高齢化社会」ではなく、すでに「超高齢社会」に突入しています。

・高齢化社会……高齢者（65歳以上）の人口が、全人口の7％を超えた社会
・高齢社会……高齢者人口が、全人口の14％を超えた社会
・超高齢社会……高齢者人口が、全人口の21％を超えた社会

日本は1970年に高齢化社会になり、1994年には高齢社会に突入しています。今や日本の高齢者人口は全人口のほぼ25％で、「超高齢社会」なのです。

ところで、「2025年問題」をご存じでしょうか？

2025年には団塊の世代が後期高齢者（75歳以上）になり、高齢者人口がピークに達します。それが「2025年問題」です。肺炎は、日本人の死亡原因の第3位です。そし

て、肺炎で死亡する人のほとんどが65歳以上といわれています。

長寿社会であることは喜ばしいことです。その反面、飲み込む力が弱くなった高齢者が増え、誤嚥性肺炎を起こす人、あるいは亡くなる人が増えている現実があります。

お口のケアを怠ると、口内環境が悪化します。高齢者ではお口のケアをおざなりにする人も少なくありません。お口の中で増殖した細菌を誤嚥して肺炎へと進み、誤嚥性肺炎で亡くなる人が増えていると考えることができます。

今後、日本では高齢者の割合がどんどん高くなります。肺炎で亡くなる方はさらに増え、誤嚥性肺炎で亡くなる人も増加すると予測されます。

◎このチェックで嚥下障害は発見できる

誤嚥性肺炎の原因は「嚥下障害」、つまり「うまく飲み込めない」ことです。嚥下障害を起こしているか、あるいはなりかけているかをチェックする方法があります。

・口の端から食べ物がこぼれている
・口の端からよだれが出る
・飲み込みが悪くなった

・よくむせたり、咳き込んだりする
・食べ物がのどに詰まった感じがする
・飲み込んだとき、声がかすれる
・食事の時間が長くなる
・鼻から息がもれる
・味の好みが変わった
このような変化が認められれば要注意です。

「飲み込む力」が弱くなると、誤嚥が起きる

Kデンタルクリニック理事長・院長 **金子尚樹**

◎気道が閉じて食道の開くタイミングがズレると誤嚥を起こす

誤嚥性肺炎は、飲食物やだ液を誤嚥することで起こります。

「誤嚥しなければ誤嚥性肺炎にはならない。なぜ誤嚥が起こるの？」

こんな疑問が出て当然です。
その疑問を解くために、飲み込む動作について簡単に説明します。
人間ののどは、呼吸のための空気が流れる気管と、飲食物が通る食道があります。この2つの通り道は、のど（喉頭）で交差しています。食道と気道を分けるところには、のどのフタ（喉頭蓋）があります。

飲食物が送り込まれてこないとき、気道は開放されていて呼吸をしています。その間、食道の入り口は閉鎖されています。

飲食物が気管と食道の交差している部分に差しかかった瞬間、のどのフタが閉じて気道の入り口をふさぎ、食道の入り口が開きます。これに要する時間はわずか0・5~0・8秒ですが、こうして飲食物は食道へと送り込まれていきます。

①気道の入り口を閉じる
②食道の入り口を開く
③食べ物を食道へ送り込む

一連のこの動作で飲み込んでいるわけですが、そのタイミングがズレると、飲食物が気管や肺へ侵入してしまいます。こうして誤嚥が起こるようになるわけです。

◎高齢になると唾液の分泌量が減り、飲み込む力に影響する

高齢になると、誤嚥のリスクが高くなります。年齢を重ねると飲み込む力が弱くなり、飲み込む動作のタイミングのズレが大きくなってくるからです。

飲み込む力が弱くなるのは、高齢者に限った話ではありません。飲み込む力は40代、50代あたりから徐々に低下し、30代から誤嚥が始まっているという報告もあります。

唾液も、飲み込む力と関係があります。高齢になると唾液の分泌量が減り、このことも飲み込む力の低下につながります。

大人が1日に分泌する唾液は、約1・5リットルといわれます。加齢によって唾液腺が萎縮するため、70歳以上の唾液の量は20歳代の4割程度とされています。

また、高齢者になると、いろいろな慢性病を抱えている人も多くなります。胃薬や高血圧の薬を常用していると、唾液が出にくくなる副作用があります。

唾液が慢性的に少なくなると、口の中がつねに乾燥した状態になります。それが「ドライマウス（口腔乾燥症）」です。

食べ物が飲み込みにくい、舌や粘膜が痛い、味覚がわかりにくい（味覚障害）……。ド

ライマウスになると、こうした症状があらわれます。

口が渇けば、水分をとろうとします。このとき飲み込む力が弱くなっていると、口の中の細菌がその水分と一緒に気管や肺に入りやすくなります。誤嚥性肺炎のリスクが高まるわけです。

誤嚥性肺炎を防ぐ方法として、唾液腺の機能を高めて唾液の分泌をうながす運動があります。
①リップトレーニング……歯を噛み合わせたまま、まず「イー」、次に「ウー」といいます。
②ホッピング（舌打ち）……次に、舌の先で上あごをはじき、「タンタン」と音を出します。
この①と②を1セット20回で、1日2セットを目安におこないます。

ただし、糖尿病などの病気や薬などでお口の中が乾燥しやすくなっている人では、期待した効果が得られない場合もあります。

唾液分泌を向上させるお口の運動

❶ リップトレーニング

歯を噛み合わせたまま、
「イー」「ウー」と声を出します。

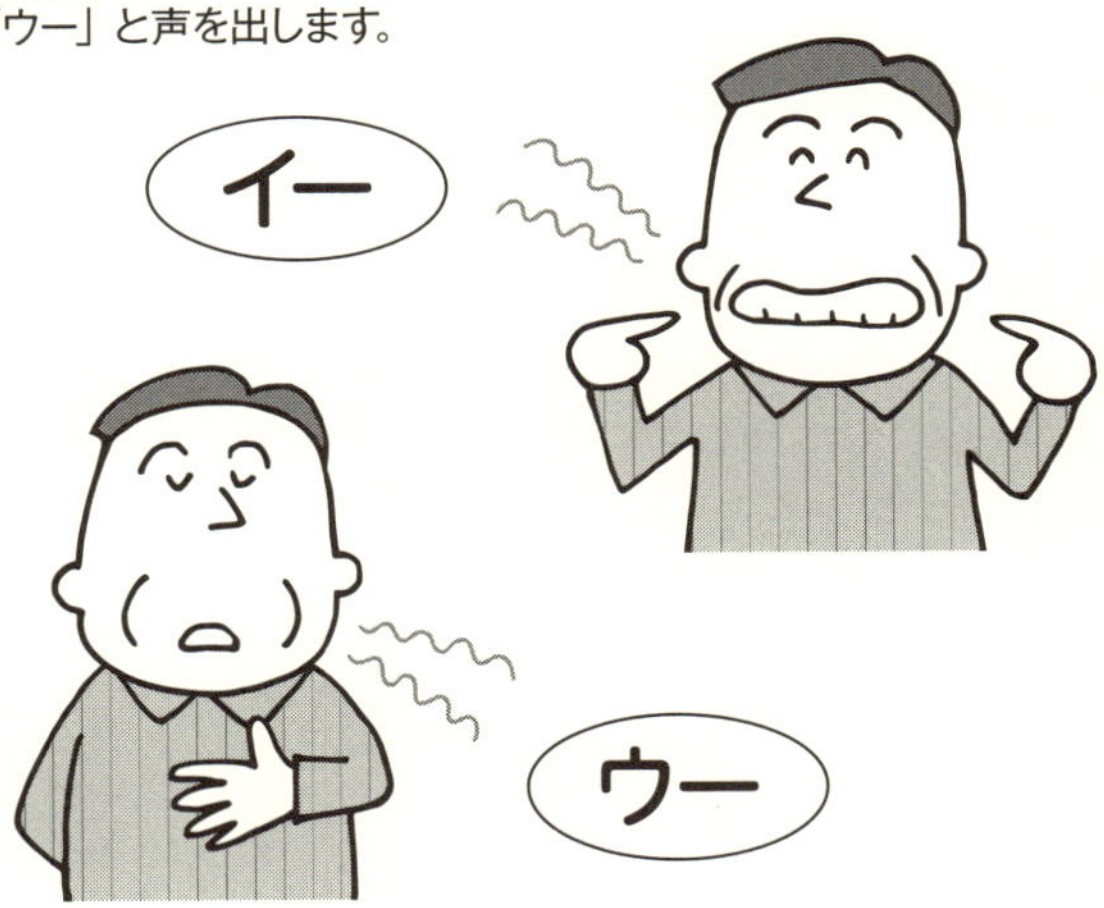

❷ ホッピング（舌打ち）

舌の先で上あごをはじき、
「タンタン」と音を出します。

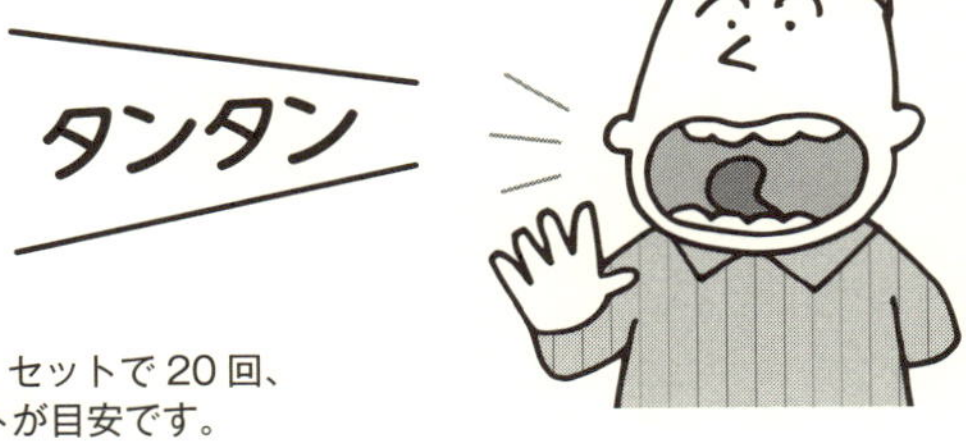

※①と②を１セットで 20 回、
１日２セットが目安です。

◎口呼吸のクセがある人も誤嚥しやすい

口呼吸のクセがある人も、誤嚥には要注意です。

慢性鼻炎や蓄膿症、花粉症などでは鼻づまりが起きます。鼻呼吸がしにくいため、知らず知らずのうちに口呼吸をしている人が少なくありません。

私たちがものを飲み込む際、息を止めています。口も閉じ、鼻への通路もふさがっています。飲み込むために食道だけが開き、誤嚥を防いでいるのです。

ところが、口呼吸のクセがある人は違います。食べているときも無意識に口で息を吸ってしまうようになり、誤嚥する可能性が高くなってしまうのです。

西山耕一郎先生（西山耳鼻咽喉科医院理事長）は、誤嚥がある人とない人のグループで、呼気流量の違いを測定しています。呼気流量というのは、「一度に吐き出す、または吸い込む空気の最大量」です。

その測定から、「誤嚥のない人のほうが、1・5～2倍弱の呼気量だった」という結果が導かれています。逆から見ると、誤嚥がある人は呼気量が少ないわけです。

飲み込む力と呼吸機能は、深い関係があります。誤嚥しないために、口呼吸のクセがある人はそのクセを治し、しっかり鼻呼吸できるようにする必要があります。

ちなみに、口呼吸をする哺乳類は人間だけといわれています。

犬が口を開け、「ハァハァ」と口呼吸しているように見えることがあるかもしれません。犬は、体表に汗腺がありません。口を開けて「ハァハァ」と放熱して体温を下げようとしているためで、口呼吸をしているわけではありません。

歯周病は誤嚥性肺炎やさまざまな病気の原因になる

ひがし歯科医院院長　東　正也

◎歯周病菌を誤嚥すると、誤嚥性肺炎の引き金が引かれる

30～50代では80％、60代では90％が歯周病です。

「歯周病は多くの人が知っている。ただその怖さについて、正確に理解している人はそう多くはない……」

私だけでなく、歯科医なら誰しも同じ感想を持っていると思います。

歯を失う大きな原因はむし歯と歯周病ですが、45歳以上で歯を失う原因の第1位が歯周病です。しかし、歯周病は、歯が抜けるだけの病気ではありません。

歯周病は、全身の健康に影響を及ぼす病気。そして、中高年の80％は歯周病……。これこそ、歯科医として知っていただきたい歯周病の怖さと現実です。

歯周病の怖さの一つに、誤嚥性肺炎があります。誤嚥性肺炎はお口の中の細菌を誤嚥することで起こりますが、歯周病菌もお口の中の細菌に違いないからです。

歯周病を引き起こす歯周病菌には、10～20種類くらいあります。

歯周病菌には、空気を嫌うもの（嫌気性細菌）と空気を好むもの（好気性細菌）がありま す。とくに毒性が強いのは、歯と歯ぐきの間の歯周ポケットで増える嫌気性細菌です。その歯周病菌が誤嚥して肺に入ると、誤嚥性肺炎の引き金を引くことになります。

◎心臓や脳の血管障害、糖尿病、骨粗しょう症などを招くリスクも

歯周病は、誤嚥性肺炎の原因になるだけではありません。

歯周病が後期まで進行し、歯がグラグラしてくる状態になると、歯周ポケットからは細菌やうみが絶えず出ています。ものを食べたとき、歯周病菌そのもの、あるいはその炎症

歯周病によるさまざまな病気

口腔内細菌の繁殖は、むし歯や歯周病の原因になります。さらに、最近では、口腔内細菌が血管を通って身体全体を巡り、各臓器に侵入・繁殖し、さまざまな病気の原因になることがわかってきました。

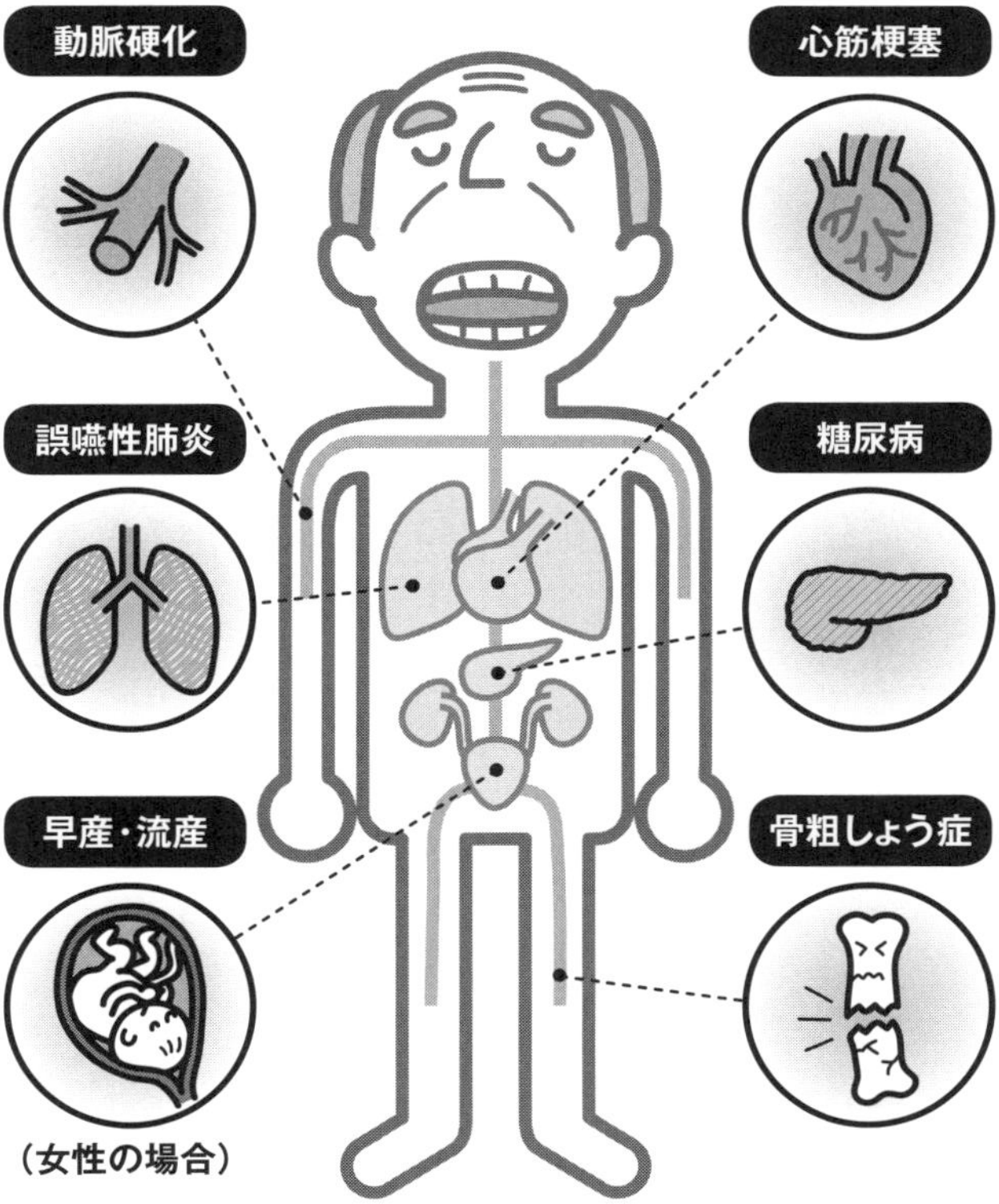

で生まれた有害物質は唾液と一緒になって体内に入り込みます。やがて血流に乗って全身に運ばれ、いろいろな病気が引き起こされることになります。

【脳梗塞や心筋梗塞】

歯周病菌は血栓（血液のかたまり）をつくる一因とみられています。歯周病菌が血管に入ると、大部分は白血球によって撃退されるのですが、一部の歯周病菌は、血小板にまで入り込みます。その結果、血小板が異常を起こして互いに集まり、血栓ができてしまうのです。血栓が脳の動脈に詰まると脳梗塞を引き起こし、心臓の動脈に詰まると心筋梗塞などを引き起こします。

【動脈硬化】

歯周病菌は、毛細血管を通じて全身の血管に入り込みます。コレステロールがたまりやすくなるような状態をつくり出し、血管をもろくします（動脈硬化）。

【糖尿病】

糖尿病は、血液中に糖（ブドウ糖）があふれてしまう病気です。この病気には、インスリンというホルモンが深く関係していることはよく知られています。

歯周病菌が増殖すると、免疫の働きで炎症性の物質が過剰に作られます。この物質が血糖値をコントロールするインスリンの効きを低下させ、血糖の高い状態が続きます。やがて、糖尿病を発症します。

糖尿病と歯周病は、奇妙なほど深い関係にあります。歯周病が糖尿病のリスクになるだけでなく、糖尿病があると歯周病が悪化しやすく、歯周病が進むと糖尿病も悪くなるという悪循環があるのです。

【骨粗しょう症】

骨粗しょう症は、年齢とともに骨量が減少する病気です。最終的には骨がスカスカになってもろくなり、骨折しやすくなります。

骨粗しょう症は、閉経後の女性に多い特徴があります。閉経後は骨を作ることにかかわる女性ホルモンの分泌が減少するためですが、歯周病との関係も注目されています。

歯周病菌はあごの骨（歯槽骨）を溶かします。歯周病は本質的に骨の病気なので、骨粗しょう症の原因の一つになっているのではないかと考えられているのです。実際に、骨粗しょう症の患者さんには歯周病が多いという報告もあります。

◎このチェックポイントに該当したら、すぐに歯科治療を受けよう

ひと口に歯周病といいますが、歯周病は歯を支えている組織（歯ぐきや歯を支えている骨＝歯槽骨）に起こる病気の総称です。歯周病は、歯肉炎と歯周炎に分かれます。

・歯肉炎……歯ぐきが赤く腫れ、血が出やすくなった状態

・歯周炎……歯肉炎が進行して炎症が歯ぐきの内部へ広がり、歯の回りの骨（歯槽骨）が溶け出した状態

歯肉炎のうちに治療を始めれば、完全に治すことができます。

ただ困ったことに、この段階では症状がほとんどないため、そのままにしてしまう人も少なくありません。歯周炎まで進むと治療が大変になるだけでなく、最終的に歯が抜けてしまいます。

「歯周病で歯が抜けるのは嫌だけど、命にかかわるようなものじゃないでしょう。もし歯が抜けても入れ歯やブリッジがあるし、現在はインプラントもある……」

今お話ししたように、歯周病はいろいろな病気に関係しています。安易な理解で自分を納得させていると、足をすくわれかねません。健康を維持するために、歯周病のチェック

歯周病のチェックポイント

- □ 朝起きたとき、口の中がネバネバする
- □ 歯を磨くと歯ぐきから出血する
- □ 歯ぐきが赤く腫れている（健康的な歯ぐきはピンク色）
- □ 歯ぐきがブヨブヨしている。腫れている
- □ 歯がぐらついている
- □ 口臭が気になる
- □ 硬いものが噛みにくい
- □ 歯ぐきが下がり、歯が長くなった気がする
- □ 歯と歯の間にすき間がでてきた
- □ 食べ物が歯に挟まりやすい
- □ 糖尿病にかかっている

ポイントを知ってください（35ページに一覧表）。

思い当たる項目が多いほど、歯周病のリスクは高くなります。すでに歯肉炎を起こしているか、初期の歯周炎を起こしています。

もしそうした状態なら今すぐにでも歯科を受診し、治療を始めてください。誤嚥性肺炎をはじめとする病気を予防したいのなら、早期治療・早期完治にまさる方法はないからです。

誤嚥性肺炎では、むし歯の問題も見逃せない

吉原歯科医院院長　吉原正明

◎むし歯菌による誤嚥性肺炎もある

最近は週刊誌でも取り上げられるほど、誤嚥性肺炎がクローズアップされています。「歯周病は歯が抜けるだけじゃなくて、肺炎と関係があるんですって？」最近、こう質問されることも増えました。

歯周病の怖さを認識し、お口をケアする。歯科医として、この姿勢と傾向は歓迎すべきものです。ただし、肺炎には、むし歯も関係していることはあまり知られていません。お口の中には多種多様な細菌がすみついていて、こうした細菌を「常在菌」と呼びます。常在菌には700種類ほどあるといわれ、誤嚥性肺炎の原因菌としてとくに歯周病菌が問題視され、むし歯菌はあまり省みられない傾向があります。

歯周病菌もむし歯菌も種類こそ違いますが、同じ口の中の細菌です。歯周病菌を誤嚥したときと同様、むし歯菌を誤嚥すれば、誤嚥性肺炎になっても不思議ではありません。

むし歯ができていても、その侵食が歯の表面のエナメル質やその下の象牙質にとどまっている間は、痛みやしみるといった自覚症状は起こりません。

冷たいものがしみる、歯に痛みがある……。こうした自覚症状があるのは、すでにむし歯がかなり進行している状態です。

むし歯の痛みを我慢していると、歯ぐきが腫れたりします。いつの間にか痛みを感じなくなると、「治ったのかな」と思ってしまいます。しかし、実は歯の内部の神経が腐っていて、細菌が増殖していることがあります。

普段はなんともなくても、風邪を引いたり、疲れて体力が低下しているときにはまた歯ぐきが腫れたり、痛んだりすることがあります。これは、歯の内部に増殖したむし歯菌や腐敗によって生じた毒素が原因です。

こうした状態は誤嚥性肺炎のリスクが高い状態です。痛みのなくなったむし歯こそ、要注意なのです。

◎高齢者はむし歯になりやすく、誤嚥性肺炎のリスクが高くなる

一生のうちには、むし歯のできやすい時期とできにくい時期があります。

むし歯になりやすい時期

❶ 乳歯が生えたとき

この時期、離乳食が終わり、食事の種類が増えることから、むし歯になる危険性が高まる。また、乳歯はそもそも酸に弱いうえに、構造上もむし歯になりやすい。

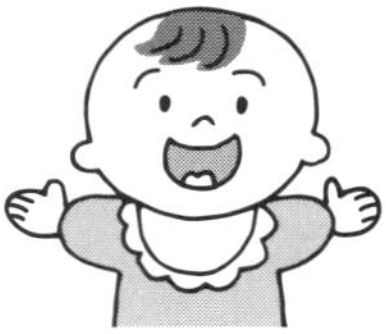

❷ 永久歯が生えるころ

5、6歳になると奥歯（第一大臼歯）が生えてくるが、噛み合わせの溝が複雑で、奥にあることから磨きにくく、最もむし歯になりやすい。

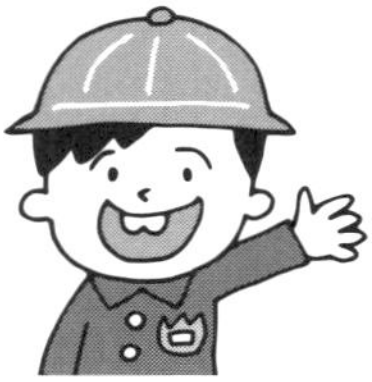

❸ 思春期

歯自体は強くなるが、生活習慣が乱れたり、食事時間が不規則になるなどで口腔環境への負荷がかかることから、むし歯になる可能性が高まる。

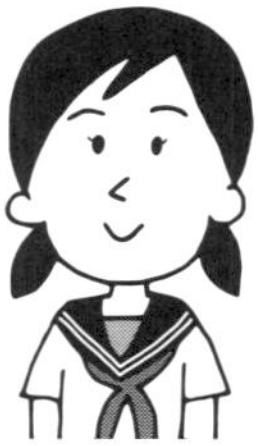

❹ 高齢期

加齢によって歯ぐきが下がり、露出した歯の根の部分は酸に弱く、むし歯になりやすい。また、慢性疾患の薬には唾液分泌を抑えるものが多いのも、むし歯の原因になる。

成人期

成人の歯は一般的に耐酸性が高く、歯磨きを怠らなければ、むし歯はできにくい。

・乳歯が生え始める3歳頃
・永久歯に生え変わる学童期
・歯ぐきが下がり、歯が根元まで露出し始める高齢期

この3つの時期が、主にむし歯のできやすい時期です。

むし歯は、歯垢の中の細菌が糖を材料に酸を作ることから始まります。代表的なむし歯菌は、ストレプトコッカス・ミュータンス菌です。この菌が食べ物の糖を材料に酸を作り、作られた酸が歯の表面を溶かし、徐々に歯髄（神経）へと進んでいきます。

歯の表面は、硬いエナメル質で覆われています。子どもの頃の永久歯はエナメル質がまだ弱く、むし歯になりやすいのです。

大人になると、一般に新しいむし歯をつくるリスクは低下します。

成人の歯は一般的に耐酸性が高いからですが、高齢になると事情は変わってきます。加齢にともなってエナメル質がすり減ってきます。また、歯ぐきが下がり、エナメル質に覆われていない部分（酸に弱い象牙質）が露出するケースも多いからです。

むし歯により、歯の歯冠部（歯ぐきに覆われていない部分）がなくなってしまっている高齢者も多く見られます。歯ぐきの中に根っこだけが残っている状態で、こうした状態は

むし歯菌にとって絶好の棲み家です。

◎むし歯治療で神経を抜いた人は、さらに注意が必要

むし歯を放置しておくと、危険です。飲食物や唾液と一緒にむし歯菌を誤嚥すると、誤嚥性肺炎の原因になります。そればかりか、歯周病と同様、むし歯も全身の健康に悪い影響を及ぼすのです。

高齢者の場合、子どもの頃や若い頃に治療した歯も要注意です。かぶせものがしてあっても、歯との隙間がむし歯におかされやすいからです。

むし歯と誤嚥性肺炎の関係では、むし歯の治療で神経を抜いた歯が要注意です。治療で神経を抜いてしまった人は、削った歯と同様に詰め物などで穴をふさぎます。

「詰め物をしているから、安心だろう」

こう思っていると、大変なことになりかねません。

詰め物と歯との間に隙間ができ、その隙間からむし歯菌は容易に侵入してしまいます。しかし、神経がないために痛みを感じることがなく、むし歯が進行していても気づきません。そのむし歯菌を誤嚥すると、誤嚥性肺炎の原因になってしまうからです。

高齢者では慢性の病気を抱えている人が多く、薬を常用する人が少なくありません。慢性的な病気の薬には唾液の分泌を抑えるものが多いため、唾液が出にくくなります。唾液の抗菌作用が十分に発揮されず、これもむし歯の味方になります。

誤嚥性肺炎を防ぐには、「お口のケア」が欠かせない

鴨田歯科クリニック院長
鴨田博司

◎お口の中は、トイレより汚い？

お口の中は、トイレより汚い……。

ドキッとしますが、しばしば例えに使われる表現です。

お口の中には、おびただしい数の細菌が生息しています。健康な人でも約700種の細菌、歯垢1ミリグラムあたり100億個以上の細菌が生息していると言われています。高温多湿で栄養豊富な口の中は、体の中でもっとも細菌の繁殖しやすい場所の一つです。

こうしたお口の中の細菌は、「常在菌」と呼ばれます。その中には悪玉菌（むし歯菌や

歯周病菌）と、それらの働きを抑える善玉菌（乳酸菌など）があります。

これらの菌それぞれがバランスを保ち、一定の細菌の生態系をつくっています。ちょうど、腸の中と同じような構成と状態になっているわけです。

食べかすなどをそのままにしていると、悪玉菌の数はもっと増えます。

毎日きちんと歯磨きできなければ、お口の中がどんな状態かは容易に推測できるでしょう。その状態で誤嚥を起こせば、誤嚥性肺炎が起きても決して不思議ではありません。

◎口臭も、お口の中の細菌が原因だった

歯科と縁が深いものに口臭がありますが、口臭もお口の中の細菌が原因です。口臭の主な原因は、揮発性硫黄化合物です。

・硫化水素……卵が腐ったようなにおい
・メチルメルカプタン……血なまぐさいにおい。魚や野菜が腐ったようなにおい
・ジメチルサルファイド……生ごみのようなにおい

この3つが主な臭気成分で、下水などの悪臭の原因と同じガスです。口の中の細菌がたんぱく質を分解するとき、この化合物が発生します。

歯周病がある人は、ない人より強い口臭があります。歯周病が重いほど、口臭も強くなります。歯周病菌は、メチルメルカプタンを大量に発生させるからです。むし歯も、口臭の原因になります。

朝起きたとき、とくに口臭を感じる人が多くいます。

お口の中の細菌は、眠ってから3時間経過する頃に急激に増加し、8時間で最大量に達するといわれています。起きたときに口臭を感じるのは、増殖した細菌がガスを発生させるからなのです。

眠っているときに細菌が大量増殖する理由は、唾液にあります。

眠っているときの唾液の量は、起きているときの半分になるといわれています。唾液による洗浄効果が薄れ、細菌が増殖してしまうのです。食べカスなどが残っていれば細菌の増殖はさらに拍車がかかり、口臭もひどくなります。

◎お口のケアをおこなえば、誤嚥性肺炎も口臭も防げる

誤嚥性肺炎の予防では、一にも二にも「お口のケア」が大切です。口臭予防でも、お口のケアは大切です。「お口のケア」という言葉から、あなたはどんなことを連想されるで

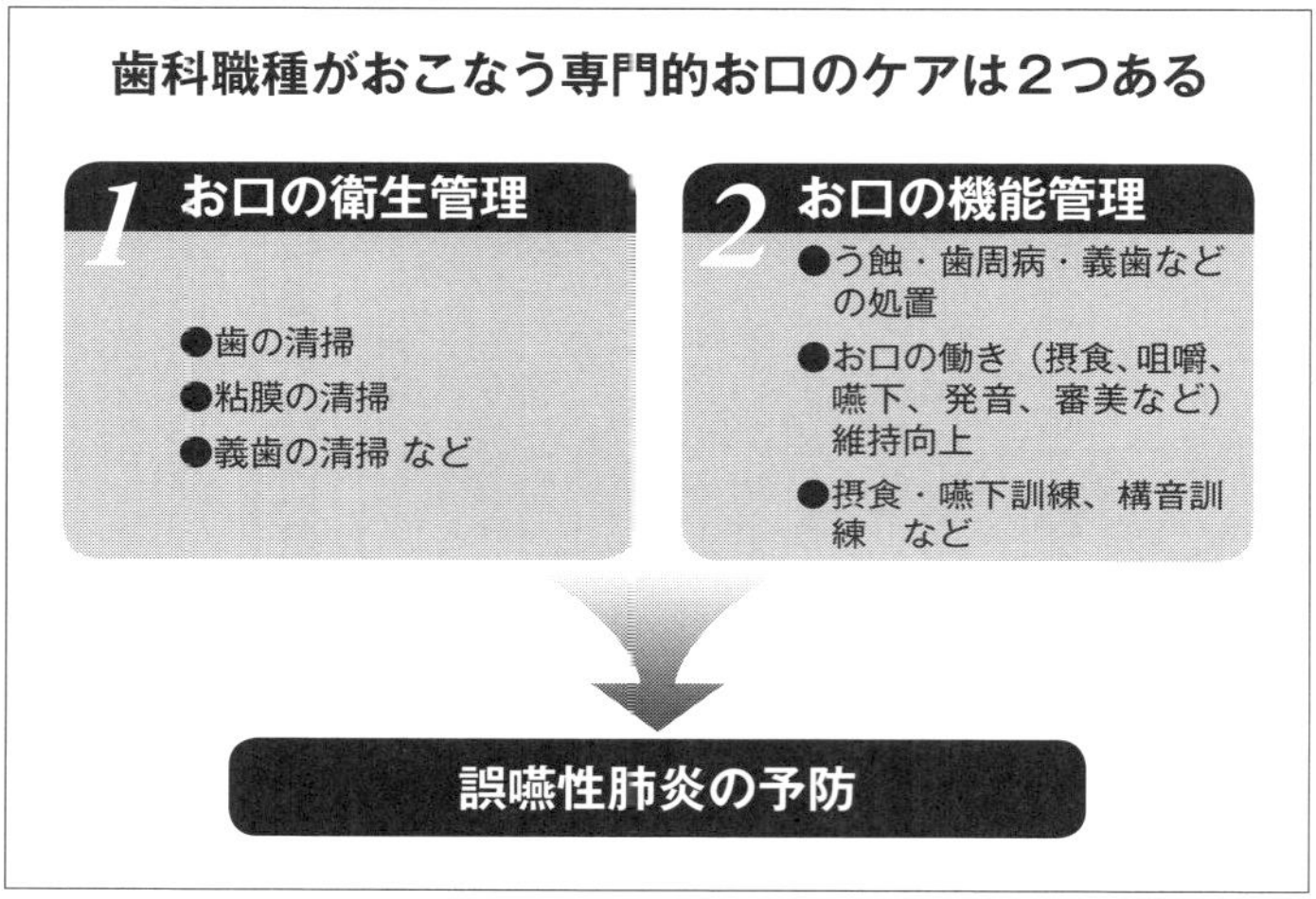
歯科職種がおこなう専門的お口のケアは２つある
1 お口の衛生管理
●歯の清掃
●粘膜の清掃
●義歯の清掃 など
2 お口の機能管理
●う蝕・歯周病・義歯などの処置
●お口の働き（摂食、咀嚼、嚥下、発音、審美など）維持向上
●摂食・嚥下訓練、構音訓練 など
誤嚥性肺炎の予防

しょうか？

実は「お口のケア」はすべて「お口の健康管理」と呼びます。しかし、これには一般的におこなわれているお口のケアと、歯科職種が関与する「お口の衛生管理」、「お口の機能管理」とがあります。

・お口の衛生管理……歯や歯ぐき、粘膜、入れ歯などを清潔に保つこと。そのためにお口の中や入れ歯の掃除などをおこなう

・お口の機能管理……適切に噛め、安全に飲み込めるようにすること。そのために、う蝕・歯周病・義歯などの処置、嚥下訓練や発音訓練もおこなう

この両方を実現することこそ、本当のお口のケアなのです。

こうした適切なお口のケアを続けると、誤嚥性肺炎やさまざまな病気の予防になります。口臭の予防にもなります。食事を楽しめ、発音もハッキリして会話が可能になります。いろいろな筋肉を使えるようになり、表情も豊かになってきます。

これまでの医療では、お口の中と全身の健康は切り離されて考えられてきました。しかし、現代では、お口の中と全身の健康は密接な関連があることがわかっています。お口の中の細菌が肺に侵入すれば、誤嚥性肺炎のリスクが高まります。お口の中の細菌が作る毒素などが血流に乗ってしまえば心臓病、動脈硬化、糖尿病、骨粗しょう症などの原因になってしまいます。

お口の中と全身の健康は切り離せない関係になっている……。

歯科医だけでなく、一般の人も「お口のケア」の重要性に気づき、必要な対策を講じなければならない時代になっています。超高齢時代を健康で明るく生きるために、ぜひ「お口のケア（お口の衛生管理と機能管理）」に留意していただきたいと思います。

第2章

訪問歯科診療で誤嚥性肺炎を予防し、元気に長生きを！

歯科の「お口のケア」で、誤嚥性肺炎は予防できる

渡部圭一歯科院長　渡部圭一

◎誤嚥性肺炎を起こしやすい人には、お口の中にこんな特徴がある

人生100年時代……。今や、こんなことが叫ばれる時代になりました。その人生100年時代を元気に生きるうえで、病気が大きな問題になります。日本人の死亡原因はがん、心臓病、肺炎がトップ3です。

歯科の領域にはお口の中のがん（口腔がん）もありますが、とりわけクローズアップされているのが肺炎です。高齢者では飲み込む力が弱く、お口の中の細菌を誤嚥して誤嚥性肺炎を起こすケースが多いからです。

誤嚥性肺炎を起こしやすい人には、お口の中に特徴があります。高齢者になると、これらの条件に当てはまる人が増えてきます。

肺炎で亡くなる95％は、65歳以上の高齢者です。そして、高齢者の肺炎の70％は誤嚥性肺炎という現実があります。

誤嚥性肺炎を起こしやすい人の口の中の特徴

（1つでもチェックが入れば嚥下力の低下が考えられます）

- □ 食事中にむせることが多くなってきた
- □ 食後に咳込むことが多くなってきた
- □ 痰がからむことが多くなってきた
- □ よだれが増えた
- □ 飲み込みにくい食べ物が増えた
- □ 食後にかすれ声やガラガラ声になる
- □ 食べこぼしが多い
- □ 食事に時間がかかるようになってきた
- □ 飲み込んだ後、口の中に食べ物が残る
- □ 舌の表面が白くなっている
- □ 口角が下がって「への字」口になってきた
- □ のどぼとけが下がってきた

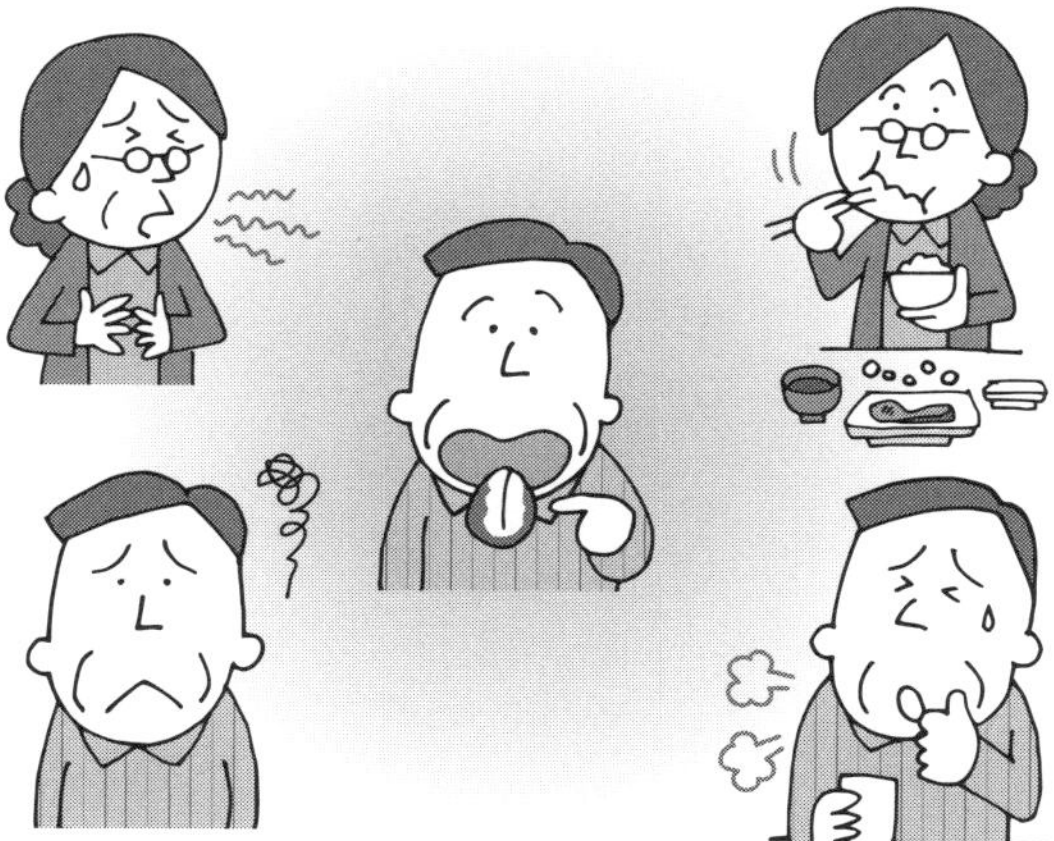

高齢者では、お口のケアをおざなりにする人も少なくありません。きちんとお口のケアをしていれば、お口の中の細菌の増殖が防げます。細菌を誤嚥し、誤嚥性肺炎で亡くならずにすんだ人も多かったでしょう。

お口のケアは、誤嚥性肺炎を予防するだけではありません。食事も楽しめ、栄養面も満たされます。会話も円滑にでき、周囲の人との良好なコミュニケーションも取れます。

◎「手術前のお口のケア」で、誤嚥性肺炎を予防した国保旭中央病院

お口のケアで、肺炎のリスクが減った。術後に感染症にかかることが減り、抗生物質の使用量を減らすことができた……。

こうした報告が増えるにつれ、お口のケアに取り組む病院が増えました。手術は成功しても、術後に肺炎で亡くなっては「手術成功」の意味がなくなるからです。

その病院は、NHKの『クローズアップ現代（『長寿の鍵は〝口〟にあり～口腔ケア最前線～』、2014年12月1日放送）』で紹介された「国保旭中央病院」です。同院は千葉県旭市にあり、ベッド数1000床の総合病院です。

同院では、入院患者さんに対し、10人の歯科医が重要な役割を果たしています。

同院の歯科医は、整形外科の病室を訪ねます。病気や手術で動くことのできない患者さんのお口の清掃をおこない、誤嚥性肺炎の発症を防ぐためです。

歯科医も加わった治療で、生命を取り留めた患者さんもいます。

たとえば、原因不明の発熱で受診した男性（63歳）は、検査の結果、重い心臓病（感染性心内膜炎）と診断されました。これはお口の中の細菌が血管に入り、血液に乗って心臓へ移動し、心臓の弁に菌が付着して血液が逆流してしまう病気です。

この患者さんは緊急入院し、内科で抗生物質による治療が始まります。そのうえで心臓の手術の前に、まずおこなわれたのが歯の治療でした。

歯の治療ののち、この患者さんは10時間に及ぶ心臓の手術を受け、命を取り留めます。仕事も徐々に再開し、以前と変わらない生活を取り戻しています。

◎歯科医院に通院できない人のために、訪問歯科診療がある

今の国保旭中央病院のケースは、入院患者さんが対象です。

病院の中には、歯科を併設していないところのほうが多いのが現状です。歯科を廃止するところも増えています。高齢者の健康とＱＯＬ（生活の質）を考えると、国保旭中央病

院のような取り組みをする病院の増えることを期待したいと思います。

平成30年5月より、私が所属する会津若松歯科医師会も、歯科を廃止した病院と契約し、私も含む歯科医師を派遣し、入院患者のお口のケアに取り組むことを始めました。

また、要介護と認定される方は、年々増加しています。２０００年度と２０１４年度を比較すると、数では２５６万人から６０６万人に増え、２・３７倍になっています。

こうした方々は、自分で歯科医院に通いたくとも通えません。

要介護で歯科医院に通院できなくなると、お口の中の健康状態が低下します。

お口の中で増殖した細菌が原因で誤嚥性肺炎を起こし、生命のリスクにさらされるケースも増えることになります。歯科医院に通院できない高齢者が家族にいる場合、知っていただきたいのが「訪問歯科診療」です。

「訪問歯科診療ってどんなことをしてもらえるの？　歯医者さんの往診？」

こう思われるかもしれません。確かに訪問歯科診療は患者さんのところに歯科医が訪問しますが、「往診」とは違います。
・往診……突発的な病気やけがのために訪問するもの
・訪問歯科診療……診療計画を立て、定期的に訪問するもの。「お口のケア」やリハビリ

も含まれる
往診と訪問歯科診療の違いをきちんと理解し、活用していただきたいと思います。

QOL改善のために訪問歯科診療が広がっている

ふれあいの杜歯科クリニック副院長
虎谷 彌

◎要介護者のほとんどが歯科治療を必要としている

在宅介護や施設に入所されている高齢者のほとんどが歯科治療（訪問歯科診療）を必要としている――。

こういっても、決して過言ではない現実があります。

介護をされている家族や介護関係者は、「出口」である排泄のほうは非常に気を使います。しかし、「入り口」であるお口の健康の重要性に関しては、まだまだ理解が十分ではない現実があります。

お口の中の健康状態が悪化すると、舌がうまく動かせなくなります。唾液も出なくなり、お口の中は乾燥してしまいます。食事をしても「おいしい」と感じられなくなり、次第に食欲もなくなっていくのです。

食欲がなくなると食べることも億劫になり、栄養面での問題が生じるばかりか、体力も気力も衰えていきます。こうなるとＱＯＬ（生活の質）が低下し、さらに体力や気力が低下する負のスパイラルを招きます。

また、口臭の問題も出てきます。口臭は自分では気づかず、周囲の人が気づく場合がほとんどです。たとえ家族でも、口臭は気になります。口臭のために介護の質が落ちることは、そのまま高齢者のＱＯＬの低下につながります。

訪問歯科診療では、「お口のケア」をおこないます。

訪問歯科診療の「お口のケア」は、ただ口の中を清潔に保つだけではありません。誤嚥性肺炎を予防すると同時に栄養面や体力、気力といった面もケアし、歯科に通院できない方のＱＯＬを向上させる大切な役割もになっています。

◎「お口のケア」に取り組んだ施設では、誤嚥性肺炎が減った

米山武義先生（米山歯科クリニック院長）は、誤嚥性肺炎予防のために、「お口のケア」

の研究で知られています。全国11ヵ所の特別養護老人ホームの入所者を対象に、米山先生は訪問歯科診療の調査をおこなっています。

この調査は2年にわたるもので、入所者をA群とB群の2群に分けておこなわれています。

・A群……週に1回、専門的なお口のケアをする群
・B群……本人または介護者による従来どおりのお口の掃除をする。あるいは、これまでどおりしない群

A群は184人、B群は182人でしたが、その結果は次のようになっています。

・7日以上の発熱があった人……A群で15%(27人)、B群で29%(54人)
・肺炎になった人……A群が11%(21人)、B群が19%(34人)
・肺炎による死亡者数の割合……A群が7%(14人)、B群が16%(30人)

「特別養護老人ホームで、専門的なお口のケアをする人としない人では、肺炎にかかった人数や死亡者数が明らかに違った」

この調査結果から、米山先生はこう報告しています。

肺炎にかからず、死亡者も少なかったのは当然、専門的な「お口のケア」を受けた人た

口腔ケアで肺炎も発熱も減少

7日以上の発熱があった人

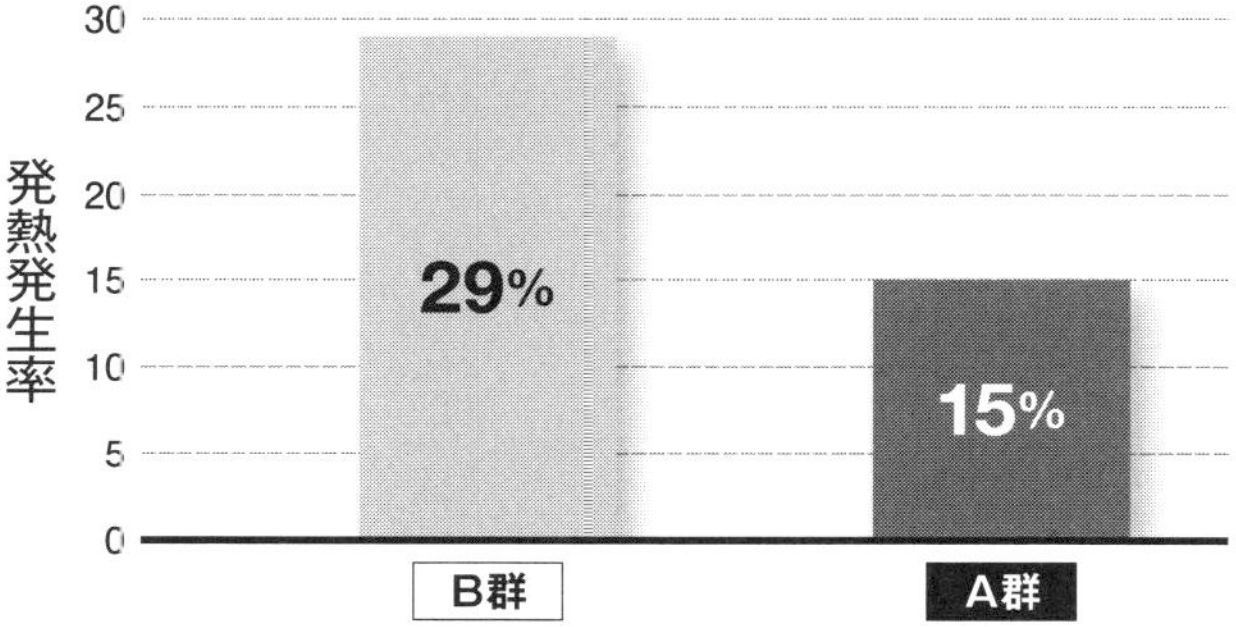

口腔ケアにより２年間で発熱の割合はほぼ半減した。

肺炎になった人

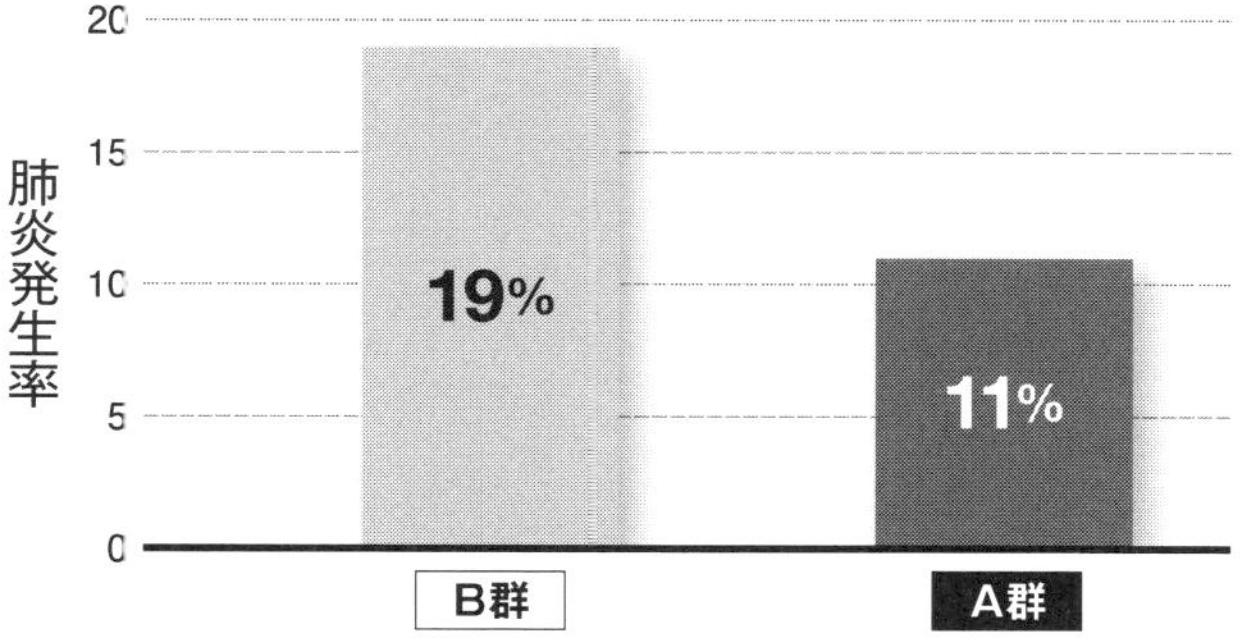

口腔ケアをおこなったグループは、口腔ケアをしていないグループと比べ、肺炎の発症率が約４割減少した。

出典：要介護高齢者に対する口腔衛生の誤嚥性肺炎予防効果に関する研究；米山武義、吉田光由他 日歯医学会誌 2001

ちです。しかも、「お口のケア」の期間が長くなればなるほど、発症率の差は明確になっています。肺炎の予防とＱＯＬに、「お口のケア」が大きくかかわっていることを明らかにした重要な研究です。

◎こんな症状があって通院が困難なら、訪問歯科診療の検討を

健康管理の意識が高い介護施設では、お口の健康管理に力を入れているところが少なくありません。そうした施設に入所できれば、施設と契約している歯科医の訪問歯科診療を受けることができます。

しかし、高齢者が激増した結果、施設に入所できない方も増えています。

お口の中のトラブルは、家族でもなかなか気づきにくいものです。本人がそのことを訴えない限り、どうしても対処が遅れがちになります。あなたのご家族で、日常生活で次のような症状はないでしょうか？

・飲食物でむせやすくなった
・食事に時間がかかるようになった
・歯ぐきからよく出血する

・歯がグラグラして、抜けてしまった
・食べるときや話すときに、入れ歯が外れやすい
・入れ歯が黒ずんできた
・強い口臭がある
・食が細くなり、好きなものを食べなくなった
・言葉が出にくくなり、家族との会話も少なくなった
・表情が乏しくなり、ふさぎこみがちになった
・風邪を引きやすく、治りにくくなった

このような症状があり、通院が困難であるのなら、ぜひ訪問歯科診療を検討してください。

訪問歯科診療は、歯科治療が必要なのに通院できない患者さんのお口の状態を改善し、お口の健康を守ります。その結果、誤嚥性肺炎をはじめ、いろいろな病気の予防がはかられます。

誤嚥性肺炎予防とともに、「食べられる口」の回復も

やすもと歯科医院院長
安元和雄

◎「食べられない口」になっている高齢者が多い

お口の健康は、全身の健康と密接な関連があります。健康の基本は、食べることです。とくに高齢者には、食べることにまさる楽しみはないでしょう。

訪問歯科診療でうかがうと、お口の中が汚れで大変な状況になっている高齢者がおられます。とくに、寝たきりの人にこの傾向が強くあります。

お口の中のケアが不十分なため、頬の内側や歯にべったりと食べ物が付着して残っている場合もあります。本来は淡いピンク色をしている上あごや頬の内側の粘膜が健康な色を失い、細菌やはがれた粘膜で塗り壁のように覆われていることもあります。

こうした状態になると、舌がしなやかに動かなくなります。頬の内側の感覚も鈍くなります。唾液も出なくなり、ドライマウスになります。味を感じる味蕾も汚れの中に埋もれ、

食事を美味しいと感じることもできなくなります。

こうなったのは、歯を失ったことだけが原因ではありません。舌や頬の内側が汚れで固くなり、唾液が出なくなって、ものを噛んだり飲み込んだりすることができなくなったためです。

そうしたお口が、「食べられない口」です。高齢者にはこの「食べられない口」になっている人が多く、食べることがだんだん億劫になります。栄養状態が悪くなり、体力も低下してしまいます。

◎「食べられる口」を取り戻すと体力が向上し、肺炎の発症も防げる

訪問歯科診療の「お口のケア」は、大きく2つに大別できます。

お口の中の衛生状態を改善することと、「食べられる口」を取り戻すこと——。

これが、訪問歯科診療が目指す2つの大きな「お口のケア」です。

「食べられる口」を取り戻し、食べられる環境を整える。ひいては、健康に長生きできる環境を整える……。そのために、訪問歯科診療ではいろいろな治療や指導をします。

むし歯の治療も、歯周病の治療も、入れ歯（部分入れ歯や総入れ歯）を作ることも、ブ

ラッシングの指導も、すべてこの目的のためにおこないます。むし歯で痛い歯を治療する、歯周病を治療することは、すべてこの目的のためにおこなうのです。

「食べられる口」を取り戻すと、いろいろなメリットが生まれます。

まず、美味しく食べられるようになります。美味しく食べられれば食欲が出て、栄養的にも満たされます。体力もついてきます。

歯がなくても食べることはできますが、飲み込みはうまくできません。

というのは、噛む（咀嚼）と飲み込む（嚥下）は連動する動きだからです。噛むことができなくなると、飲み込む機能も低下してしまうのです。

また、歯がないために十分に噛めないと、のどに負担がかかります。誤嚥のリスクが高くなり、誤嚥性肺炎のリスクも高くなってしまいます。

逆にいうと、入れ歯などで「食べられる口」を取り戻すと、十分に噛めるようになります。誤嚥のリスクも、誤嚥性肺炎のリスクも下げることが可能になるのです。

◎入れ歯の調整や作り直しをして、しっかり食べて元気な生活を

歯が抜けている場合、「食べられる口」を取り戻すための治療が必要です。

むし歯や歯周病を治療する。入れ歯、ブリッジを作る。あるいは、合う入れ歯やブリッジに作り直す……。訪問歯科診療のこうした治療で、「食べられる口」を取り戻すことが可能です。

「入れ歯を使うと、要介護高齢者でも体重が増加する」

という研究報告があります。※

当たり前のように響きますが、実は健康に関して大きな意味を持っています。体重の増加は、「しっかり食べられたかどうか」を示すからです。

対象となった要介護高齢者は85人で、2004年から2006年9月の間に入れ歯治療をおこなっています。平均年齢は85・2歳でした。

・入れ歯を使用した人……66人（男性19人、女性47人。平均年齢85・8±6・3歳）

・入れ歯を使わない人……19人（男性5人、女性14人。平均年齢83・0±8・7歳）

入れ歯を使って6ヵ月後、体重の変化は次のようになりました。

・入れ歯を使用した人……1・2キロ増

・入れ歯を使わなかった人……1・6キロ減

また、入れ歯を使った人の、使用前・使用後も比較されています。

入れ歯を使う前の体重は平均44・5キロ、使用後は45・4キロとなっています。この結果は、入れ歯によってしっかり食べられていることを示しています。

※ Kanehisa Y, Yoshida M, et al. Community DentOral Epidemiol 2009

噛むと脳を若々しく保てる――。今の話から、こうしたことが考えられています。

入れ歯を入れていない人、あるいは入れ歯を持っていても合わないからと使っていない人は、訪問歯科診療で入れ歯を調整したり、合う入れ歯を作ることをおすすめします。

入れ歯の調整や作り直しをした場合、歯科医に食事をする様子を見てもらうこともできます。問題があればその場で調整でき、不具合や痛みを我慢することもありません。

美味しそうに食べる様子は、家族の安心にも喜びにもつながります。しっかりと「食べられる口」にし、元気で長生きしていただきたいと思います。

どうすれば訪問歯科診療を受けられる?

坂口歯科医院院長
坂口 豊

◎半径16キロ以内の歯科医院なら、訪問歯科診療が受けられる

現在、訪問歯科診療を利用されている約90%が高齢者、約10%が精神疾患や身体障害のある子どもさんや成人です。

大変な労力をかけて通院する必要がない。付き添いのために、家族が時間を犠牲にすることもない。自宅にいながら、通院と代わらない歯科治療が受けられる――。訪問歯科診療には、こうしたメリットがあります。

ただし、保険が使える訪問歯科診療は、「歯科医院や歯科クリニックから、半径16キロ以内の範囲」と決められています。

歯科医からすると、この範囲内に住んでいる人(施設)なら訪問歯科診療が可能ということです。利用する側からすると、自宅(施設)から半径16キロ以内にある歯科医院や歯科クリニックを利用できるということです。

その範囲内に知り合いの歯科医やかかりつけの歯科医がいれば、その歯科医による訪問歯科診療を受けられることになります。かかりつけの歯科医が訪問診療をおこなっていたとしても、16キロ以内にその歯科医院がなければ、その先生に訪問診療をおこなってもらうことはできません。

◎訪問歯科診療をおこなってくれる歯科医の探し方

「家族に訪問歯科診療を受けさせたいけれど、そうした歯医者さんを知りません。どうすればよいのですか?」

こんな悩みを持つ人もおられるでしょう。

訪問歯科診療をしてくれる歯科医を探したいとき、次のような方法があります。

【介護保険を利用している場合】

①ケアマネジャー(居宅介護支援事業所)や保健師(地域包括支援センター)に相談する
②市町村の高齢福祉課、介護保険課窓口に問い合わせる
③地域の歯科医師会に問い合わせる
④日本訪問歯科協会に問い合わせる

【介護保険を利用していない場合】

①かかりつけや知り合いの歯科医に問い合わせる

②地域の歯科医師会に問い合わせる

③日本訪問歯科協会に問い合わせる

日本訪問歯科協会には、全国で約1300人の歯科医が参加しています。ほぼ全国をカバーしていて、訪問歯科診療を受けられる歯科医を紹介してもらえます。

◎診療を受けると決めたら、体温だけは測って記録しておく

訪問歯科診療を受ける際、いくつかご家族にお願いしたいことがあります。

現在の病気や既往歴について、お尋ねすることがあります。その際、かなり古い病気でも必ず申し出るようにしてください。便通や尿の状態、利尿剤の処方も報告してください。

介護保険を使っていれば、訪問看護ステーションや訪問ヘルパーが複数入っているケースもあります。そうした場合、いつどの訪問看護や訪問ヘルパーが入っているかも伝えておいてください。

そうしたこと以外に、家族の人にぜひお願いしたい大切なポイントがあります。

体温を測り、記録しておく――。

これがそのお願いです。

36・5℃や36・8℃が平熱とわかっていても、高齢者では35℃台が平熱の人もいます。35・5℃が平熱の人が36・5℃という状態だと、なにか感染症を起こしている可能性も考慮に入れなければなりません。風邪を引いているかもしれませんし、脱水に傾いているかも分かりません。

「平熱ってどう取ればいいのですか?」

こんな質問もよく受けます。

体温は時間帯や食事、運動の前後などで変わってきますので、時間を決めて測ります。起床してすぐ測るのが一般的ですが、午後3時頃にもう1回測るとさらによいでしょう。体温の測り方は、わきの下のくぼみに体温計を差し込みます。

熱の情報としては、訪問診療開始前の少なくとも2週間の情報が欲しいところです。

それだけの測定ができなければ、1週間の熱は測っておいてください。その平均を平熱とします。数値はノートなどにつけ、訪問診療時に変化がわかるようにしておいてください。

歯科衛生士の「プロフェッショナル・ケア」も受けられる

冨所歯科医院院長 冨所武宣

◎歯科衛生士は月4回まで訪問できる

訪問歯科診療では、お口の専門家の「プロフェッショナル・ケア」も受けられます。ここでいう「お口の専門家」は、歯科医と歯科衛生士です。プロフェッショナル・ケアの内容は、「お口のケア（衛生管理と機能管理）」です。

訪問歯科診療を受けることが決まると、まず歯科医が訪問します。初回の訪問ではお口の中を検診し、患者さんに必要な「お口のケア」を判断します。

歯科医が必要と判断すると、「お口のケア」に歯科衛生士が参加します。歯科衛生士は月4回まで訪問できます。歯科衛生士は参加せず、歯科医自身が「お口のケア」をおこなうケースもあります。

歯科衛生士が参加する場合、訪問診療をおこなう歯科医と歯科衛生士は緊密に連絡を取り合います。その情報交換で治療やケアの進み具合、患者さんの状態などを総合的に判断し、相談しながら今後の治療や「お口のケア」の進め方を決めていきます。

◎歯科衛生士の「お口のケア」だけを受けることはできない

歯科医単独の訪問歯科診療でも、歯科衛生士が参加する訪問歯科診療でも、衛生管理と機能管理による「お口のケア」をおこないます。衛生管理によってお口の中が快適になり、機能管理で食やコミュニケーションの楽しみが増します。

そうなると、誤嚥性肺炎が予防されることはいうまでもありません。精神的にも明るくなり、「もっと元気で長生き!」に続く扉を開けることになるのです。

「歯科衛生士さんの『お口のケア』だけを受けたいのですが……」

訪問歯科診療でうかがうと、家族の方からこう相談を受けることがあります。

お口の中を診ると、確かにそれほど大きな問題はありません。そうした状態であれば、歯科衛生士の「お口のケア」だけを希望される気持ちもわかります。

しかし、規則上、歯科衛生士の「お口のケア」だけを受けることはできません。歯科医の診断があって初めて、歯科衛生士の「お口のケア」を受けることができると定められているからです。

◎「お口のケア」は、専門家による管理指導が重要

「お口のケアは、歯科医や歯科衛生士に任せておけばよい」

介護が必要な患者さんのいる家族のなかには、こう誤解している人もいます。

歯科医や歯科衛生士による「お口のケア」は、「代行」ではありません。専門家に任せておけばよいといったものではないのです。

歯科医が訪問するのは、必要に応じて1、2週間に1回程度、衛生士は月4回ほどです。考えてもみてください、介護が必要な人に、月2回や4回の「お口のケア」だけで十分なケアといえるでしょうか？

たとえば、歯磨き（ブラッシング）があります。健康なあなたは、日常でどれくらい歯磨きをしますか？

月4回しか歯磨きしない人は、絶対にいないはずです。1日に3～4回歯磨きをしていても、正しく磨けていないとむし歯や歯周病になる現実を忘れてはいけないのです。

歯磨きを含む歯科医や歯科衛生士の一連の「お口のケア」は、家族の人にやってもらうためのものです。日常生活で、家族の人に「お口のケア」をおこなっていただくための「管

理指導」……。これこそ、お口の専門家のおこなう「お口のケア」なのです。

その管理指導のため、歯科医や歯科衛生士は実際にケアをおこないながら、いろいろな注意点をお話しします。歯科医や歯科衛生士の動作をしっかり見る。注意点などはしっかりメモする……。家族の人はこうした点を心がけ、日常生活でのケアに活かしていただきたいと思います。

◎訪問歯科診療は、医療保険と介護保険が適用になる

訪問歯科診療は「一人での通院が困難な方」が対象で、半径16キロの範囲内の歯科医院の訪問診療が受けられます。こうした条件に合っていれば保険が使えます。

医療保険のほか、介護保険を使う場合もあります。介護保険を利用するのは、次のような人たちです。

・65歳以上で、要介護認定を受けた人（第1号被保険者）
・40歳以上で65歳未満の介護保険が認める病気を持つ人で、要支援・要介護認定を受けた人（第2号被保険者）

介護保険を使うのは、「居宅療養管理指導」のサービスを受けるためです。

訪問歯科診療は、大きく「治療（ケア、リハビリテーションを含む）」と「管理指導」を提供するものです。特養や老健などの社会保健施設に入所されている方の場合には、「管理指導」は医療保険を使うことになります。一方、要支援・要介護認定を受け在宅等で療養されている人の場合、「管理指導」は介護保険を使うという国の決まりがあるからです。

◎自己負担分は外来と同じ

訪問歯科診療を受けるとき、気になるのは治療費（患者さんの負担分）です。患者さんの自己負担分のベースは、歯科医の診断にあります。診断をおこない、その結果に基づいて必要な治療が決まり、治療費も自己負担分も決まってきます。

【医療保険の場合】

訪問歯科診療でも、自己負担分割合は通院の場合と同様です。

・後期高齢者（75歳以上の人、65歳以上で広域連合から障害認定を受けた人）……定率1割負担（現役並み所得者の場合は3割負担）

・前期高齢者……65歳から69歳までの人は3割負担。70歳から74歳までの人は2割、もしくは3割負担

・障害者・生活保護の人……各市町村の減免と同じ取り扱い
・一般の人……一般の医療保険と同じ負担

あくまで参考ですが、入れ歯を調整した場合の治療費（1割負担の場合）は、訪問歯科診療費を入れて1500～2500円程度です。入れ歯を修理した場合（作ってから7ヵ月以降で、1～8歯程度）は、3000～5500円ほどです。

【介護保険を使う場合】

ご自宅でお1人のみ受ける場合、介護保険での居宅療養管理指導の自己負担は1回510円ほどです。歯科衛生士によるケアは、1回360円ほどです。

患者さんが必要とする治療や「お口のケア」は、患者さんそれぞれで異なります。今あげた数字はあくまで目安で、治療費でわからないことがあれば、歯科医や歯科衛生士に遠慮なく聞いてください。

◎支払いにはいくつかの方法がある

訪問歯科診療の治療費（一部負担金）の支払いには、いくつかの方法があります。

①毎回支払う……当日分を、当日の診療後に支払う

②1回遅れで支払う……今回の治療時に、前回の訪問分を支払う
③月1回支払う……月末で締め、翌月にまとめて支払う

在宅の場合、事前にたくさんのお金を用意する必要はありません。治療を受け、後日精算することができます。

施設に入っている場合、支払いのために家族が同席する必要はありません。支払いのために仕事を休んだりしなくても、施設の職員に支払いを任せることができます。

訪問診療を上手に活用するための〝デンタルトリアージ〟

たなか歯科院長
田中和康

◎超高齢社会における口腔ケアへの取り組みは十分ではない

特養（特別養護老人ホーム）愛華の郷へは10年以上訪問診療をしています。診療時には、必ず生活相談員、管理栄養士、介護職員、看護職員が同席して診療に立ち会います。一緒に口腔内を観察し、診療について理解を深めます。利用者、時には家人も同席、和やかな

雰囲気の中で。時には日常の介護の上での質疑応答も。相互に利用者の口腔内を理解しておこなわれる訪問診療は、診療効果も高く、私たちもストレスのない診療ができます。しかし、はじめからこのような状態であったわけではありません。後述する「デンタルトリアージ」の結果であるといえます。

歯科診療にかかわらず、病気は早期に診断して診療することが望ましいと思います。しかし、特養では歯科医師による定期健診の機会がなく、重症化しやすいのです。

かつて私は、キシリトールの研究でフィンランドに滞在しました。その地では日本の特養にあたる施設には必ず歯科室が設置されていました。ところが、日本の現況はどうでしょう。介護保険が発足したものの、歯科医師は「主治医意見書」を記載することができません。特養の法整備にあたり、歯科医師の嘱託医配置を制度化できなかった歴史もあります。超高齢社会における口腔内の取り組みを後押しする環境が不十分だと感じます。

◎口腔内の状態を把握し、介護現場の共通認識とする

私は診療室の患者さんに、検査の目的を「自分で思っている口の中と現実の口の中を一致させること」と伝えています。口腔内の現実をよく理解していない患者さんへの診療は

うまくいきません。介護の現場でも同様の点、つまり「介護職が思っている利用者の口の中と現実の口の中が一致していない」ことが非常に多いのです。多職種連携が叫ばれていますが、介護の現場で、口の中を扱うにあたっての共通認識がないことが、訪問診療がうまくいかない原因ではないかと考えました。

デンタルトリアージとは、私が作った造語で、「訪問診療において、利用者の口腔内の状態を正しく把握し、必要性・緊急性に基づいて、治療の優先度を決定・選別すること」という意味です。

歯式を共有し、共通の口腔内の認識を持つこと。そして、診断・診療の可否、必要性の選別は、きちんとトレーニングされた歯科医療関係者がおこなうこと。優先されるべきは、確実に診療効果のある利用者であること。これは、対応困難な利用者を放置してよいということではありません。結果的に、より対応困難な利用者への対応は、自然とできるようになってくるのです。

実際におこなったのは以下のことです。「歯式の記載」。「具体的な口腔内の問題点の指摘」（むし歯、歯周病の有無、義歯の状態など）。「診療の必要性について」（診療の緊急性と診療した場合の治療効果について、そして診療しなかった場合どのような不利益が予測されるかなど)。そしてその結果を利用者と施設に対しておこないました。その過程で数々の問題点が見受けられたのです。

まず、口の中の地図でもある「歯式」がなかったことです。「歯式」とは、歯がどこにあり、人工物(被せ物や義歯のこと)がどこにあるのかの記録であり、歯科医療者にとっては必須の検査です。「歯式」自体がなかったので、それまで具体的な情報共有ができなかったのです。

また、診療の必要性についてはまったく認識が異なっていました。歯科医療者が、「診療が必要で、かつ診療効果が高い利用者」と診断した利用者の診療依頼が皆無だったのです。その代わり「診療が必要であるが診療効果があまり見込めない利用者」つまり、重症化した利用者の診療依頼ばかりでした。診療の判断は、やはり歯科医療職でなければできないことです。日頃、「もう少し診療依頼が早ければ何とかなったかもしれないのに」と思うことへの疑問が解消しました。また、診療が必要でも家族に説明が十分にいかず、放置されてしまった利用者も見られました。これは、利用者の口腔内を説明する基本的な情報がまったくなかったことによると思われます。

◎デンタルトリアージで介護現場と歯科医療職との信頼関係をつくる

何点か列挙しましたが、これらはほとんどの介護施設に共通した問題点であり、歯科医療者が訪問診療をためらう理由でもあります。

また、施設間の連絡体制も改めました。愛華の郷の生活相談員と、たなか歯科の訪問診療担当歯科衛生士に一本化しました。特に、生活相談員の役割は大きかったと思います。歯科医療職、介護職員・看護職員との間の口腔内に対する認識の差を改め、相互理解をすることに尽力していただけました。あくまで中立な立場を守り、双方が円滑に理解しあえる信頼関係を構築することができたことの功績は大きいと思います。

今回の診療報酬改定で「口腔機能低下症」という新しい病名が導入されました。今後は、一般の歯科診療はもちろんですが、オーラルフレイル（お口の衰え）、摂食嚥下障害などへの対応を充実させていく場面が確実に増えていくだろうと考えます。訪問診療がうまくいかないとしたら、デンタルトリアージをおこなってみてはいかがでしょうか。

この内容は、県の介護関係の研究会に愛華の郷が研究発表をおこない、優秀賞を受賞していることを最後に申し添えます。

第3章

自宅でできる「お口のケア」と「お口のリハビリ」で肺炎の予防を

家族の協力が、患者さんの「元気」につながる

守口歯科クリニック院長　守口憲三

◎「お口のケア」には、介護者の協力が必須で不可欠

訪問歯科診療は、歯科医だけの場合もあれば、歯科衛生士が参加する場合もあります。歯科衛生士が参加するのは、歯科医が必要と認めた場合です。

訪問歯科診療で、歯科医はむし歯や歯周病の治療、入れ歯の調整・作り直しなどをおこないます。歯科衛生士は、主にお口の中の清掃や衛生の管理指導、口腔機能の回復・維持に関する実地指導をおこないます。どちらにしても、お口の中をきちんとケアして細菌を減らし、誤嚥性肺炎のリスクを下げることが大きなテーマです。

歯科医は1、2週間に1回程度、歯科衛生士は月4回ほどの訪問です。この回数だけで、「お口のケア」を十分におこなうことは無理です。手や口に不自由がある人は、なおさらです。そこで、家族の協力が必須・不可欠になります。

介助をする人がケアのポイントを理解しているか、どれだけ熱心にかかわれるか……。

介助を必要とする場合、歯科医や歯科衛生士が訪問する以外の日は、家族がここをわきまえているかがポイントになります。

◎できることは本人にやってもらい、介助ケアで完璧を期そうとしない

「お口のケア」の介助では、2つの大きなポイントがあります。

・できることは本人にやってもらう
・介助ケアで完璧を期そうとしすぎない

これが、2つの大きなポイントです。

家庭での介助は、特定の人に負担がかかりがちです。介助をする人がストレスから体力や気力を消耗し、疲れきってしまうことが問題になっています。

そうしたストレスは、介助される側にも伝わります。「いつも申し訳ない」と萎縮し、緊張されると介助しにくくなり、かえって負担が増すこともあります。

介護は1日で終わるものではなく、かなり長期にわたることさえあります。

あまり完璧を期そうと頑張りすぎないことです。頑張りすぎると、家族は介護疲れでヘトヘトになってしまいます。「手を抜きなさい」というつもりはありませんが、適度に、

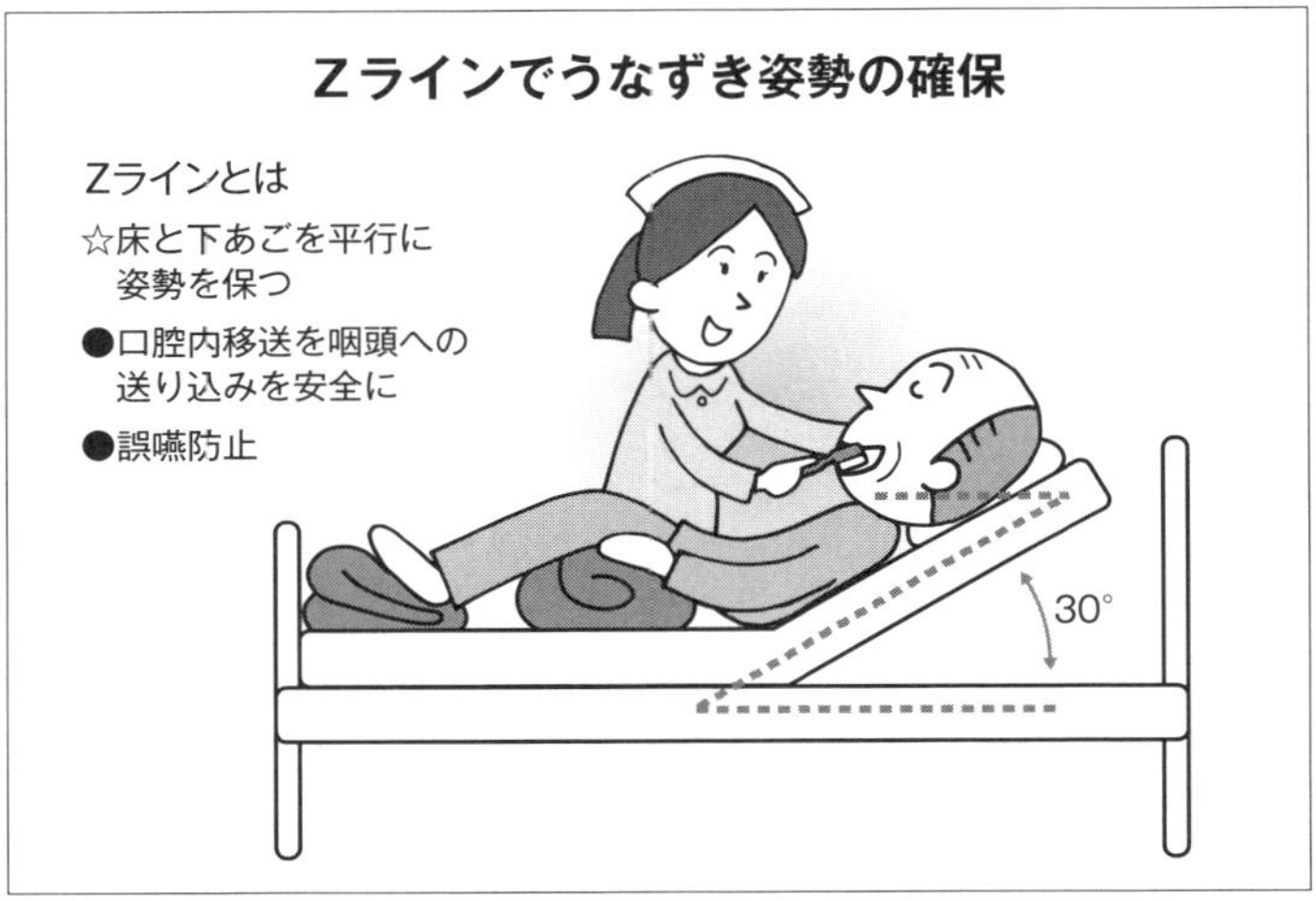

柔軟にお口のケアをおこなってあげてください。

◎姿勢には注意し、「Ｚライン」でケアを

「お口のケア」では、誤嚥に注意してください。寝たままの状態で「お口のケア」をすることは、非常に危険です。お口の中の汚れや細菌を飲み込みやすく、誤嚥性肺炎につながるからです。「お口のケア」をおこなうとき、上半身を起こした座った姿勢になってもらいます。

姿勢について、歯科衛生士の平松満紀美（ＮＰＯ法人・健口サポート歯るる副理事長）さんは「Ｚラインでうなずき姿勢」と表現しています。平松さんは在宅訪問の現場で活躍し、若い歯科衛生士に指導もしています。

Ｚラインは、口角と耳を平行の状態に近くま

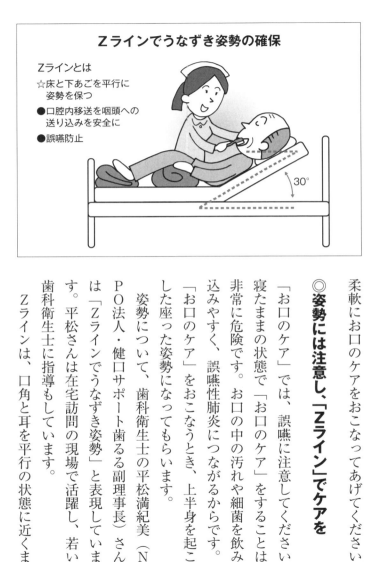

で持ってきます。こうするとのどが伸びず、誤嚥のリスクを回避できます。膝と足の下に毛布を丸めて置いたり、クッションをあてたりすると体が固定されて、介助される人も楽です。

ベッドの上に座ってもらい、歯磨きをするケースもあるでしょう。

ベッド上では足が開放されているため、足がつきません。その場合、ベッドの端にダンボール箱を置いて足の裏に当て、足の裏を固定します。

寝たきりの場合は顔を横に向けるか、身体全体を横にしておこなってください。

自分でできる「お口のケア」は、ここがポイント

（医）明愛会 西島歯科医院院長 **西島 明**

◎効果のある歯磨きにするために、汚れやすい部分を知っておく

一般的には、食事がすんだらまず歯磨きです。

お口の中で、汚れやすいところを知っておく――。効果のある歯磨きでは、これが基本

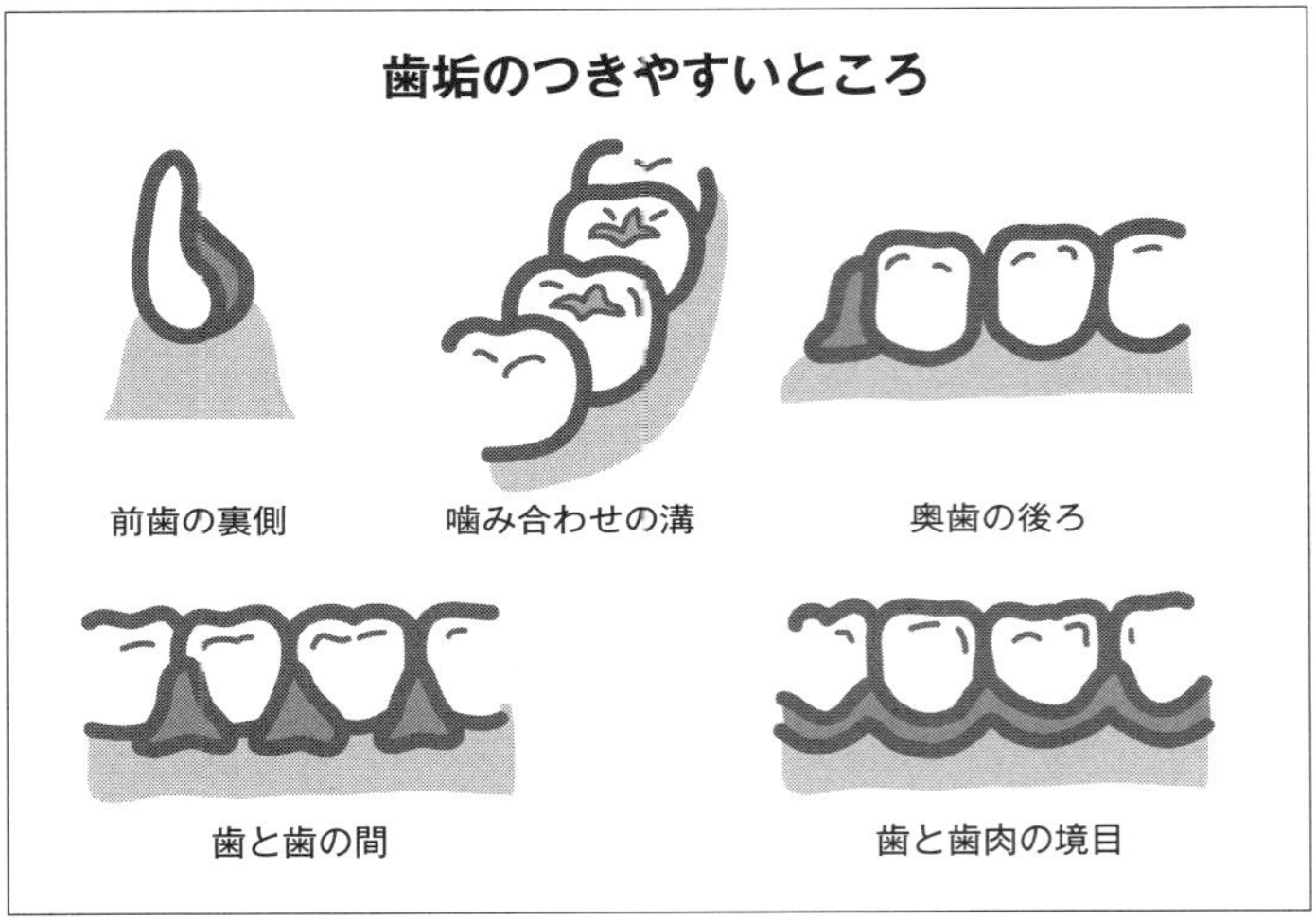

です。ただし、誰にも磨きクセがあり、どうしても磨き残しが出やすい部分があります。たとえば、右利きの人の場合、右上の犬歯と周辺の歯に磨き残しが出やすくなります。また、上の奥歯の外側（頬側《きょうそく》）、いちばん奥の歯、下の奥歯の内側（舌側《ぜっそく》）の歯ぐきとの境目も、磨きにくい部分になります。

　このほか、歯並びが悪くて歯が重なり合ったところ、歯と歯ぐきの間、奥歯の奥も磨き残しをしやすい場所です。こうしたところは汚れがつきやすく、念入りに磨きましょう。

「使っている歯ブラシを見せてください」

　訪問歯科診療の歯科医は、まずこういいます。歯ブラシを見れば、どんなブラッシングをしているかは容易にわかるからです。適していない歯ブラシや交換したほうがよい歯ブラシであれば、適切な歯ブラシを指導してくれます。

歯科衛生士は、歯垢を赤く染め出す液を使い、その人の歯並びや磨き方のクセなどから、とくに磨き残しになりやすいポイントを示してくれます。それが歯磨きで注意すべき箇所になりますし、より効果的な磨き方もアドバイスしてくれます。

◎歯磨きでは歯磨き剤は使わず、ゴシゴシこすらない

歯磨きは、歯を磨くことだけが目的ではなく、歯ぐきのマッサージとしても大切です。歯ぐきをマッサージすると血行がよくなります。

歯ブラシを大きく横滑りさせ、ゴシゴシ磨く……。

磨き方の間違いでいちばん多いのが、この磨き方です。

ゴシゴシ磨くと「磨いた」という満足感は得られるかもしれませんが、実際には汚れは取れていません。そればかりか、歯や歯ぐきを傷める原因にもなります。

歯磨き剤は必ずしも用いなければならないわけではありません。

歯磨き剤には清涼剤が含まれているため、スッキリした感覚が得られます。その感覚が

得られるために「磨いた気分」になり、歯磨きがおろそかになる傾向があります。

歯と歯の間に入った汚れは、ブラッシングだけではなかなか取れません。歯と歯の間は、歯間ブラシを使ってきれいにしてください。

歯間ブラシは、歯と歯の隙間に合ったサイズを選ぶことがポイントです。無理に大きな歯間ブラシを使うと歯や歯ぐきを傷めることにもなり、逆に小さくても磨きにくいでしょう。わからなければ、歯科医に相談することです。

◎舌と上あごも、舌ブラシで丁寧にブラッシングする

「お口のケア」では、案外忘れられることがあります。それは、舌や上あごの掃除です。舌には、古い細胞の死骸や細菌がくっつきやすいものです。高齢になって舌の動きが鈍くなると、舌に汚れがついたままになりがちです。そのうえ、舌が接する上あごも一緒に汚れやすくなります。

舌や上あごをきれいにするのも「お口のケア」です。その方法は簡単です。

ブラシで、舌の上を奥から手前に10回程度かき出します。歯と異なり、舌はやわらかいものです。傷つけないよう、ガーゼか市販の舌用ブラシを使うようにしてください。

舌は、専用のクリーナーを使ってもよいでしょう。

口の中が乾燥しがちな人は、あらかじめ口の中に少し水を含んで湿らせてから磨くようにします。乾燥したままブラッシングすると、汚れがうまく取れないばかりか、舌の粘膜を傷つけてしまうことにつながります。

舌ブラシは、上あごにも使えます。舌に使う場合と逆の形になりますので、付着物をそのまま取り除くことができます。上あごも、舌ブラシで10回程度かき出します。

歯磨きや舌・上あごの掃除は、毎食後と寝る前の1日4回を心がけてください。磨くタイミングは、食事をして少し時間が経過したときが基本です。

もし毎食後に磨けなければ、寝る前の1回だけは丁寧に磨いてください。睡眠中は唾液の分泌量が減り、お口の中の細菌が繁殖するからです。寝る前の1回だけでも、お口の中の細菌の繁殖を減らすことができます。

◎歯磨きのあと、「クチュクチュうがい」をする

歯磨きのあと、吐き出す水がきれいになるまでうがいをします。

うがいには、口の中の乾燥を防いだり、のどについた細菌やウイルスを洗い流したりす

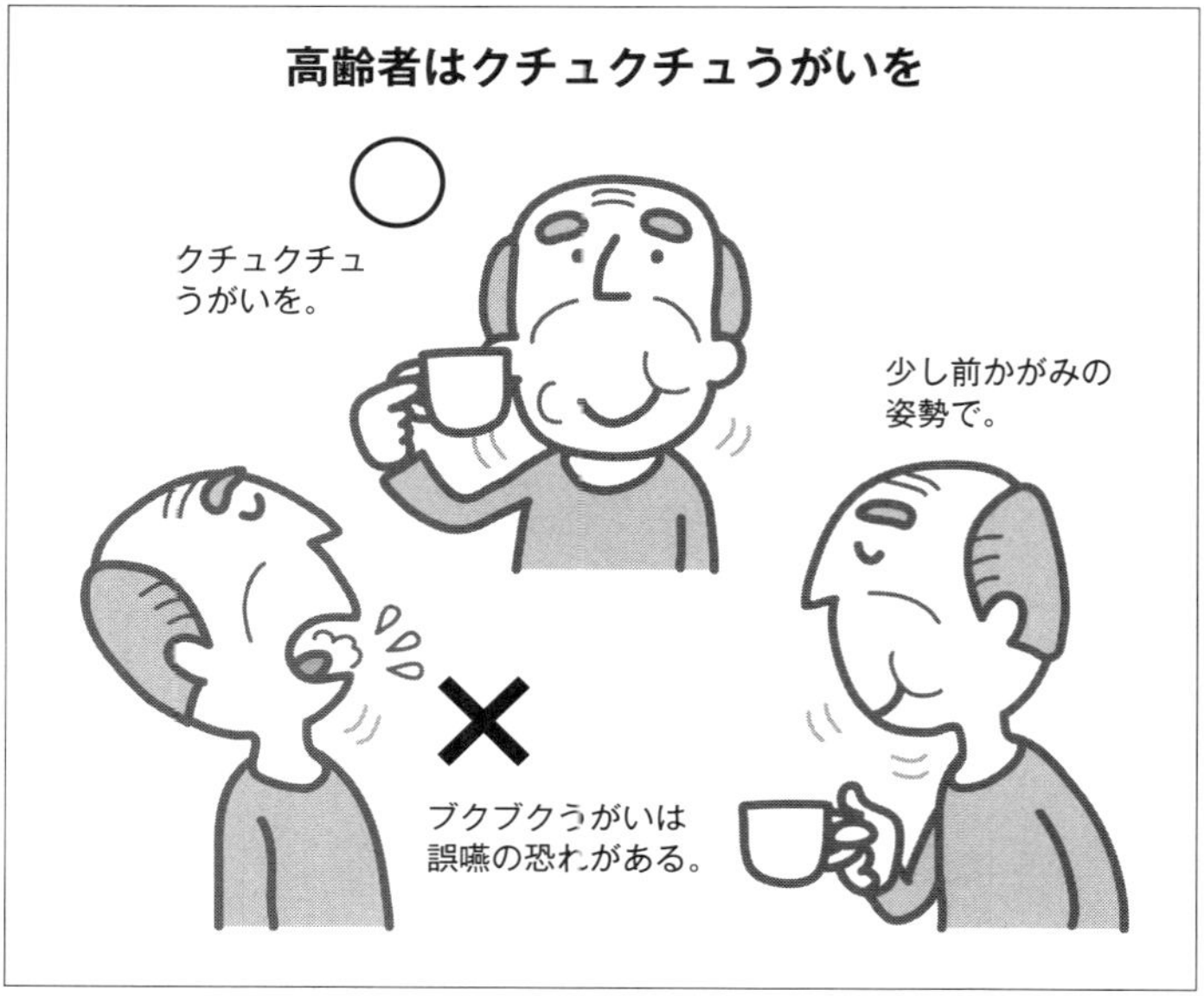
高齢者はクチュクチュうがいを
○
クチュクチュ
うがいを。
少し前かがみの
姿勢で。
×
ブクブクうがいは
誤嚥の恐れがある。

る働きがあります。うがいは水道水で十分で、うがい薬を使う必要はありません。

のどの粘膜にとって、うがい薬は刺激が強すぎるからです。また、長期にわたって使い続けると、お口の中の正常な細菌バランスを崩すという指摘もあります。

高齢者の場合、上を向いておこなう「ブクブクうがい」は避けたほうが賢明です。うがいした水には、口の中の細菌が漂っています。ブクブクうがいは口の中の水が気管に入りやすくなり、気管に入ると、誤嚥性肺炎の原因になりかねないからです。

「お口のケア」のためのうがいは、「クチュクチュうがい」です。このうがいは、水を口に含んだあと口を閉じ、下を向いて頬をふくらませておこないます。

歯磨きのあと、このクチュクチュうがいをおこなってください。歯垢を洗い流すことはできませんが、大きな食べカスは洗い流せますし、口の中がサッパリします。

介助による「お口のケア」には、ちょっとしたコツがある

にき歯科医院院長 二木由峰

◎うがいができない人は、洗い流しや清拭でもかまわない

介助でお口のケアをおこなう際、怠りがちなことがあります。それは、ケアを始める前の声かけです。

「これからお口のケアをしましょうね」

ケアを始める前に、必ずこう声をかけてください。突然、お口を開けられると、当人がビックリして抵抗することもあります。

上半身が起こせない方は、「クチュクチュうがい」もできません。意識レベルの低下し

ている人、片マヒなどの感覚障害や運動障害のある人も、うがいは避けたほうがよいでしょう。無理にうがいをすると、誤嚥を起こしやすいからです。

寝たきりでうがいができない人の場合は、顔を横に向け、濡れてもいいように下にタオルを敷き、口角を引っ張って吸い飲みなどで少しずつ水をかけ、汚れを落とします（洗い流し）。誤嚥を防ぐため、水は少しずつ注ぐようにします。

座れる人の場合、姿勢は少し前かがみになってもらいます。この姿勢を取ると、水がのどのほうにいきにくくなります。

歯磨きやうがいができない場合、「清拭《せいしき》」だけでもかまいません。歯や歯ぐきを拭くときは、水で湿らせたガーゼを使います。

ガーゼは目が粗いので、ある程度の汚れや歯垢を拭き取ることができます。湿らせたガーゼを指や割り箸の先につけ、歯や歯ぐきの表面をこすります。

◎介助で歯磨きを嫌がるときは、舌と上あごだけのケアでもかまわない

「介助で、口の中の歯磨きを嫌がるときもあります。そうしたとき、どうすればよいでしょうか？」

訪問歯科診療でうかがうと、家族から相談されることがあります。

お口のケアは、毎日続けることが重要です。かといって、嫌がるときに無理強いする必要はありません。

お口のケアは、気持ちよいと思ってもらうことが大事です。無理強いすると、「嫌がったのに、無理にされた」という心理的な抵抗感が生まれかねません。その抵抗感から、お口のケアを拒否する事態になることもあります。

「そうした場合、舌と上あごだけのブラッシングでもよいですよ」

私は、こうお答えしています。

舌と上あごのブラッシングをすると、歯ブラシが少し歯に当たります。しっかりしたブラッシングとはいえませんが、簡単な歯の掃除にはなります。舌の掃除を自分でできない場合は、湿らせたタオルを指先に巻き、舌をぬぐってあげてください（清拭）。

「お口のケア」をおこなう際、ケア用品を洗う水はこまめに交換してください。何回も同じ水ですすぐと、せっかくのケアが台無しになってしまいます。

洗い流し方

顔を横に向けて、濡れてもいいようにタオルを敷き、
受け皿を当て、口角を引っ張って吸い飲みで洗い流します。

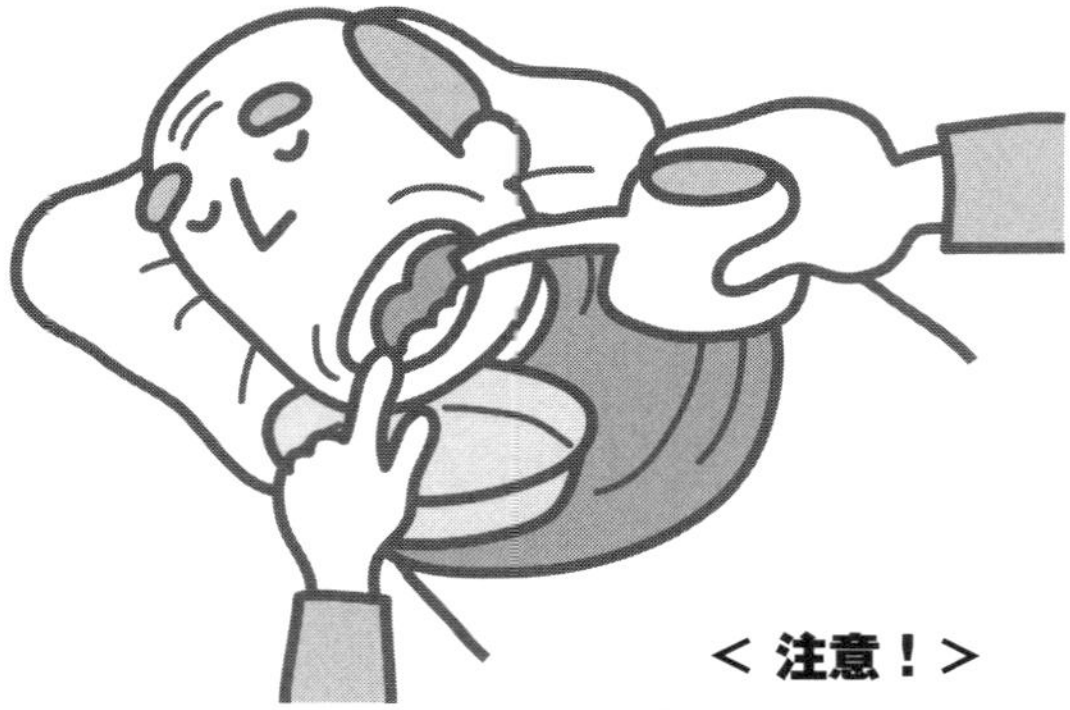

< 注意！>

寒い季節はぬるま湯で。

歯や歯肉の拭き方

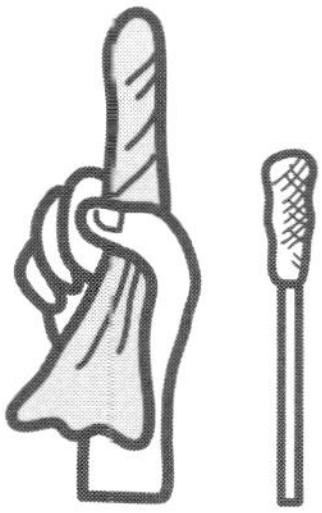

指や割り箸にガーゼを巻きつけて湿らせたもので拭く。

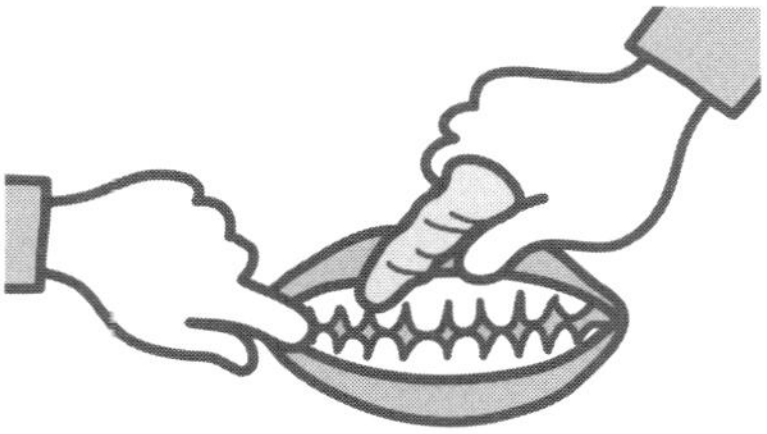

口を開かないときは、口角に人差し指を入れて引っ張ったり、開口用の器具を使って開く。歯の裏側を拭くときに、かまれる恐れがある場合は、割り箸を数本束ねて奥歯あたりにかませる。

歯と歯ぐきの境目は小さい綿棒で拭き取る。

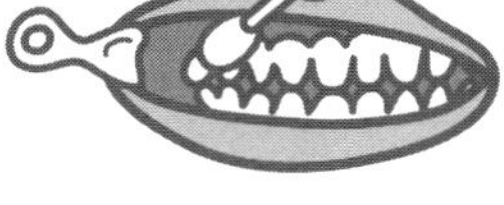

◎介助による「お口のケア」は、力加減を自分の口でつかむ

舌や唇の感覚は、とても敏感です。1本の髪の毛があっても、その髪の毛が気になって仕方がない経験があると思います。

口腔の感覚は食べ物の食感や味を感じるだけでなく、口の中に入った異物を感知します。食べ物の残りかすが口の中にあると不快なものです。

実際にやってみるとわかりますが、他人の歯を磨くのは難しいものです。

「歯ブラシを使うブラッシングでも、清拭でも、実際に使う道具を用い、家族の方が自分の口で試してみてください」

私は、こうおすすめしています。自分で試してみると力加減もわかりますし、「これはして欲しくないだろうな」といったことも実感できます。

お口の介助では、わからないこともいろいろあると思います。質問があれば、歯科医や歯科衛生士に遠慮せず聞くことです。

わからないことは質問する……。

適切な「お口のケア」の介助では、ここが最大のポイントになります。

入れ歯の人は、ここが「お口のケア」のポイント

アルト歯科・口腔外科院長
長岡俊哉

◎部分入れ歯にはケアポイントがある

入れ歯の手入れがおろそかになったり、きちんと手入れができないと、汚れた状態の入れ歯を使うことになります。

汚れた入れ歯をそのまま使い続けると、口臭や義歯性口内炎、カンジダ菌（真菌＝カビの仲間）などの感染症の原因になります。

まず、部分入れ歯のケアポイントです。

本人が掃除できるのであれば、本人に掃除してもらってください。本人ができない場合、家族の人が掃除してあげてください。

入れ歯を外す本人にしてみれば、見られたくないものを見せることとの抵抗感がつきまといます。その気持ちを忖度して家族の人は入れ歯を預かり、手入れしてください。

入れ歯の掃除は、口の中から出して流水で洗ってください。金具（クラスプ）と義歯の

間には汚れが入り込みやすく、丁寧に掃除してください。道具は、義歯用ブラシ1本で十分です。

部分入れ歯に限りませんが、入れ歯は高温に弱いものです。熱いお湯につけたり、消毒のためにと思って熱湯消毒したりしないでください。

部分入れ歯を掃除する場合、普通の歯磨き剤を使用しないことです。普通の歯磨き剤には研磨剤が入っているため、傷がつきます。その傷は細菌の温床になってしまうからです。

部分入れ歯の掃除では、入れ歯用の歯磨き剤を使用してください。

この歯磨き剤には研磨剤が入っていないか、入っていても非常に少量です。入れ歯を傷めることがなく、つけたときに爽快感があるうえ、カンジダ菌を除く効果もあります。

普段の入れ歯の掃除は、汚れやすいところを中心におこなう。細かなところは、訪問歯科診療の歯科衛生士にお願いする——。

入れ歯の手入れが大変なら、これも一案です。

◎総入れ歯では、このポイントにとくに注意したい

高齢になると、総入れ歯の人も増えてきます。

「総入れ歯だから、口の掃除はしなくていい」

総入れ歯の人の中には、こう勘違いしている人もいます。

そうした人の入れ歯を外してみると、とんでもないことになっているケースもあります。入れ歯と接する部分の歯ぐきが真っ赤に腫れ、ところどころ出血していることがあるのです。

これは、義歯性口内炎が進行した状況です。義歯性口内炎は、手入れの悪い入れ歯の下にたまった食べ物のカスに細菌が増殖したものです。

ここからは、カンジダ菌が多数検出されます。カンジダは真菌（カビ）の仲間ですが、このカビが入れ歯の下の粘膜に炎症を起こし、赤くなったり出血したりなどの原因になるのです。

総入れ歯の大部分は、歯ぐきに相当するピンク色の部分（床用レジン）です。ここには、肉眼では見えない小さな穴がたくさん開いています。

この小さな穴にカンジダ菌が入り込むと、歯ブラシで洗っても取り除けません。入れ歯のお手入れでは、ぜひ入れ歯専用の洗浄剤を使うようにしてください。

部分入れ歯同様、本人に手入れができるなら、本人にやってもらってください。本人が

入れ歯のお手入れ法

毎食後に水洗いするのが理想的ですが、無理な場合は１日１回は丁寧に洗いましょう。

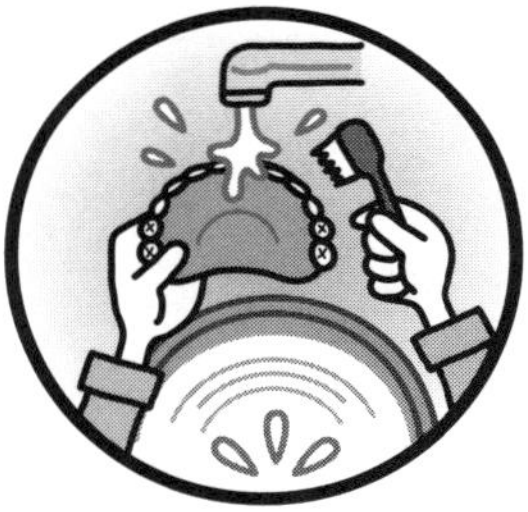

入れ歯を落として破損しないように、洗面器などを下に置き、水を流しながら入れ歯専用のブラシで洗う。歯磨き粉はつけない。

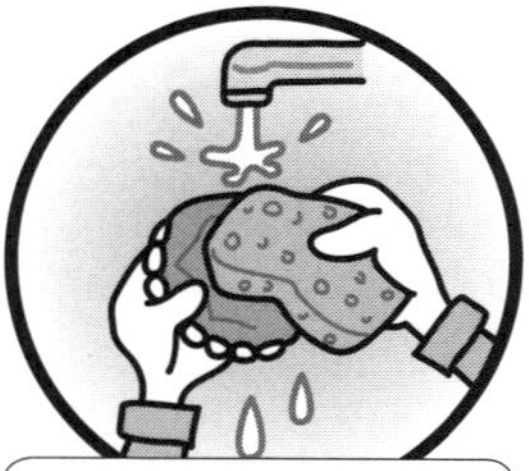

やわらかいところは、スポンジやガーゼでやさしくこする。

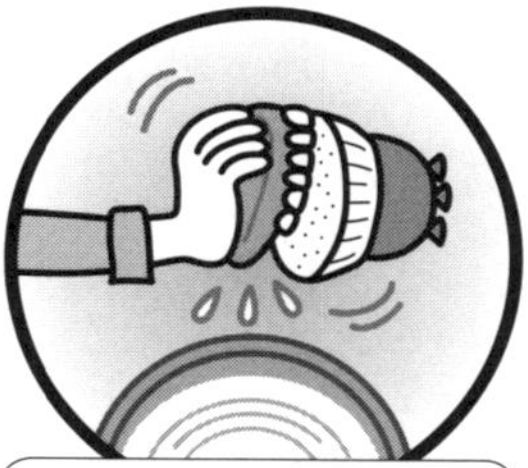

片マヒなどがある人は、固定できる吸盤付ブラシを使えば、片手で洗える。

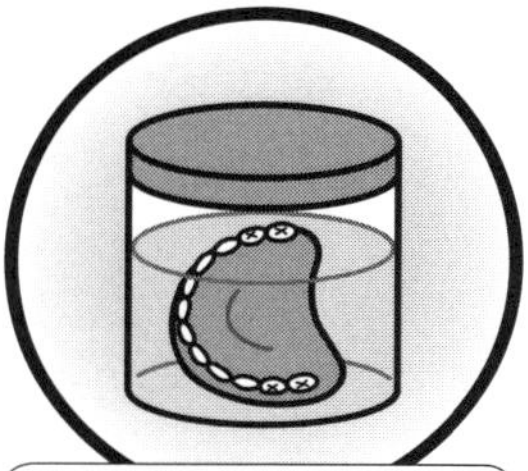

寝るときは、洗った後に水を入れて保管する。
毎日入れ歯洗浄剤で除菌する。

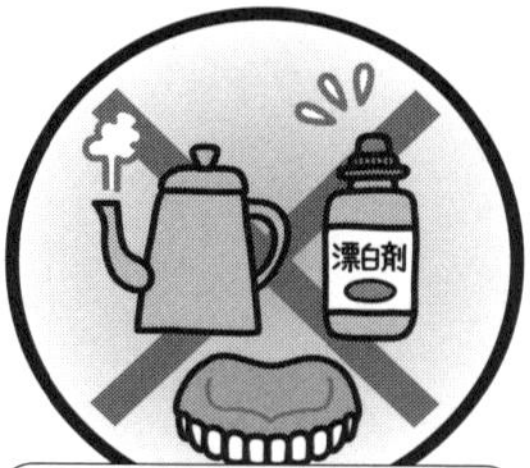

熱湯や漂白剤につけたり、乾燥させたりするのは、変色や変形のもとになるので避ける。

手入れできない場合、家族が掃除をしなければなりません。掃除については、部分入れ歯を参考にしてください。

◎入れ歯安定剤で知っておいて欲しいこと

総入れ歯の人は、入れ歯安定剤を使っている人もいます。総入れ歯の治療で満足が得られにくいことが原因ですが、それは次のような場合です。

・歯肉がやせ、すっかり平らになっている
・合わない入れ歯を長期間使い、あごの歯肉が細くとがっている
・噛み癖がひどい
・歯があったときの噛み合わせが特別だった
・顔面に神経マヒがある

上の入れ歯は、かなり条件が悪くても自然に落ちてくるものではありません。上の入れ歯が落ちる主な原因は噛み合わせが悪く、吸盤の効果が出ないことです。

下の入れ歯は、歯肉がやせている場合には吸いつきにくく、安定しにくいものです。

入れ歯が安定しない人、上の入れ歯が落ちてしまう人、入れ歯の下に硬いものが入って

苦痛を感じる人などは、ドラッグストアで入れ歯安定剤を購入して使っていることが多いようです。

安定剤について、知っておいていただきたいことがあります。

総入れ歯を使っているとあごの骨がやせてきて、入れ歯が合わなくなることがあります。入れ歯が合わないと、食べ物を噛むたびに動いて頬に当たったりします。そこで入れ歯安定剤を使いたくなりますが、安定剤でごまかしながら不安定な入れ歯を使っていると、あごの骨がさらにやせる原因になります。

入れ歯安定剤は、入れ歯の調子が悪くて困っているけれど、病気などの理由で通院できないなどの特別な理由があるときに、応急的にまたは補助的に使うべきものです。

ある程度あごの歯肉があるのに、入れ歯が安定しないのは、入れ歯の噛み合わせとあごの位置の不調和が原因です。入れ歯の不具合は、入れ歯そのものを調整して解決すべきです。長期にわたって入れ歯安定剤に頼るべきではありません。

インプラントの人は、ここが「お口のケア」のポイント

近藤歯科医院院長　**近藤公一郎**

◎インプラントでも、歯周病に似た「インプラント周囲炎」がある

「第3の歯」として、インプラントは有名になりました。

あごの骨にチタン製のインプラント（人工歯根）を埋め込み、それを土台としてセラミックなどの人工歯を固定する——。これがインプラントの簡単な説明です。

「インプラントだから、歯周病になることはない」

こう思っている人もいますが、大きな勘違いです。

歯を失う最大の原因は歯周病です。インプラントにする人の多くは、もともと歯周病の人が多いことになります。

インプラントで歯を取り戻せたとしても、歯磨きなどのケアを怠ると大変なことになります。汚れの中にひそむ歯周病菌が粘膜とインプラントの境目に侵入し、粘膜が炎症を起こす「インプラント周囲炎」になる恐れがあるからです。

インプラント周囲炎になると、インプラントを支える骨が溶けてしまいます。歯周病のインプラント版ということができます。

◎インプラント周囲炎は、治療法が確立されていない

インプラントそのものは金属の人工物で、痛みを感じません。骨と結合していると動かないので、多くの患者さんはひどくなるまで感じません。

インプラント周囲炎は、治療法が確立されていません。インプラント周囲炎になって骨が溶けてしまうと、元に戻すことも、進行を止めることも難しいのです。

インプラント周囲炎になって炎症が進むと、インプラントを支える骨（歯槽骨）が溶け、最終的にはインプラントを抜かなければならなくなります。いったん骨と結合したインプラントを抜くのは、埋めるときよりも大変な手術になります。

適切なブラッシングと「お口のケア」――。

インプラント周囲炎を予防するための方法です。

インプラントでは、歯ぐきと人工歯の隙間に食べカスがたまりやすくなります。インプラントと人工歯の連結部分にも、食べカスがたまりやすいものです。

部分用の小さい歯ブラシや歯間ブラシを使うと、細かいところの掃除が楽にできます。適切なブラシを用い、こうした部分の食べカスをかき出すようにしましょう。

◎認知症と診断されたら、歯科医にインプラントの処置を相談する

インプラントでは今、大きな問題が浮上しています。

インプラントと人工歯は、ネジで止めています。歯科医院のメンテナンスではこのネジを外し、普段の歯磨きでは届かないところの清掃をします。

高齢者の中には、人工歯が欠けてしまっている人もいます。インプラントの先端が、噛み合うべき歯や歯ぐきにぶつかってしまっているのです。

本当なら、インプラントにした歯科医院で人工歯を入れ直さないといけません。しかし、高齢で通院できなくなり、必要な治療ができなくなっていたりします。

また、インプラントを抜かなければならなくなった場合、その処置が問題になります。

インプラントには、メーカーによっていろいろな種類があります。インプラントを外そうとする場合、外す道具もメーカーによって異なっています。その会社のその道具を用いなければ、インプラントを外すことができない場合もあるのです。

どのメーカーのインプラントなのかがわからないと、外したくても外せません。最悪の場合、インプラントを撤去する外科的な処置が必要になります。

「認知症の不安があれば、インプラント治療を受けた歯科医院を確認しておいてください。認知症と診断されたら、その歯科医院の先生に処置を相談しましょう」

最悪のケースも考え、高齢の患者さんを持つ家族の人に私はこう申し上げています。

片マヒなどの後遺症がある人は、ここが「お口のケア」のポイント

白石歯科医院院長 白石 亨

◎脳血管障害は生き延びたが、肺炎で亡くなっている人も多い

脳血管障害で亡くなる人は減りました。しかし、その後遺症を抱えている人が減っているわけではありません。

後遺症でよく知られているのは、手や足の片マヒです。また、昔から、脳血管障害の直後は肺炎になりやすいことが知られていました。肺炎を防ぐために、治療の中で抗生物質

が投与されています。

噛むことや飲み込むことがうまくいかない、あるいは誤嚥したものを吐き出すための咳がしっかり出ない……。脳血管障害には、こうした後遺症もあります。

「肺炎で亡くなった方の多くに、脳血管障害の既往歴があった」

米山武義先生（米山歯科クリニック院長）は、こう報告しています。米山先生は訪問歯科診療に長くたずさわり、「お口のケア」についてもいろいろな調査を実施しています。

この報告は、全国11ヵ所の特別養護老人ホームの調査に基づくものです。断言はできないものの、脳血管障害の後遺症である誤嚥がその原因になったと考えることは可能です。

◎横向きの寝たきりで「お口のケア」をおこなうとき、姿勢には十分に注意する

命をとりとめたとしても、後遺症はつらいものです。それでも、生命に換えうる貴重なものはありません。

脳梗塞で片マヒなどの後遺症があると、マヒのある側は感覚が鈍るため、口の中に食べ物がたまりやすくなります。食べカスもたまりやすくなります。

訪問歯科診療でうかがうと、マヒしている側の頬の内側や歯にべっとりと食べ物が付着

片マヒの人のお口のケア

1

口は無理に開けない。残っている歯は歯ブラシで磨く。歯肉に歯ブラシが当たらないように、歯のないところに指をあてる。

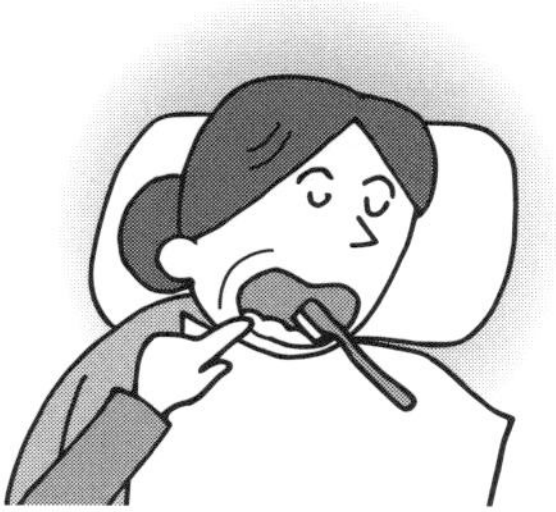

2

中指と人差し指に湿らせたガーゼを巻き、歯がない部分や口の中を拭く。頬のくぼみ、舌の裏などは食べ物が残りやすいので注意。

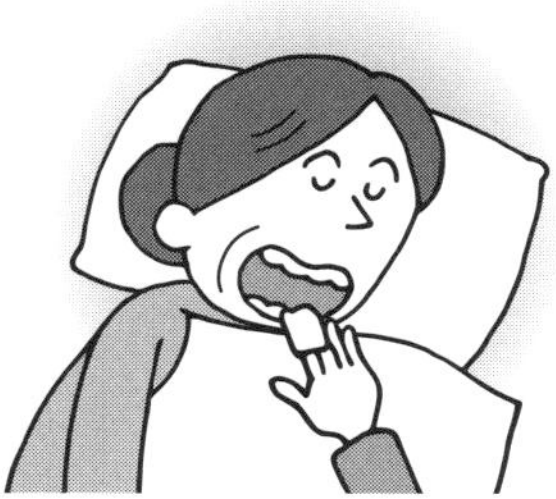

3

吸い口やストローで水を口に含んでもらい、うがいをする。

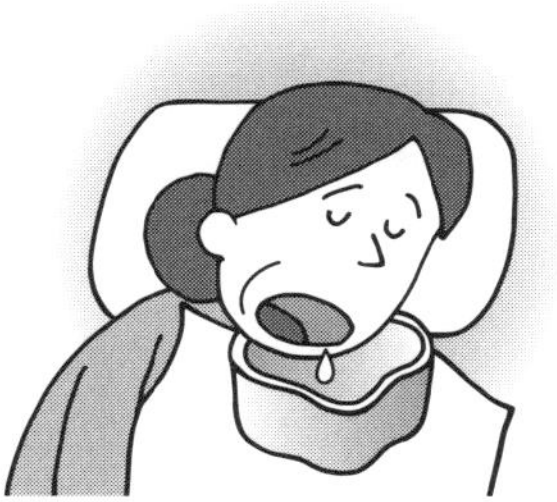

して残っているケースがあります。汚れをざっと取り除くと、むし歯で歯冠部（歯ぐきから出ている歯の部分）が溶け、朽ちた歯の根っこが歯石に埋まっているような状態になっていることもあります。

脳血管障害での命の危機を乗り越えたのに、肺炎でその灯火が消えてしまった……。本人にしても、家族にしても、これは無念なことでしょう。高齢者やその家族は、脳血管障害を生き延びても、誤嚥性肺炎には十分に注意しなければなりません。

マヒ側の手足の動きも低下するため、歯磨きなどに支障をきたすこともあります。入れ歯も外せません。歯磨きや入れ歯の掃除は、家族など介助に当たる人が十分におこなってあげてください。

片マヒのある患者さんの「お口のケア」では、嚥下反射・咳反射機能が低下しているため、とくに姿勢に注意してください。

姿勢では、片側を下にする体位を取ります。この場合、マヒがないほうを下にします。こうすると、水などを飲みこぼしても誤嚥することが少ないからです。

また、感覚に対する障害も伴っていることから、マヒがある側に食物残渣《ざんさ》（残りかす）があっても気づきにくいので、この点も注意してください。

「お口のリハビリ」で飲み込む力をアップし、もっと元気に！

北村歯科医院院長　服部信一

◎「お口のリハビリ」で、誤嚥性肺炎と認知症の予防を

飲み込む力を鍛えることと、口の中の細菌をできるだけ少なくすること――。誤嚥性肺炎の予防では、この2つがとても大事です。

誤嚥性肺炎のリスクを下げるために、「お口のケア」はとても重要です。口の中の細菌をゼロにすることは不可能ですが、お口のケアで少なくすることはできるからです。

ただし、それだけでは飲み込む力はアップできません。飲み込む力（飲み込む反射）や噛む力といった機能面をアップするために、「お口のリハビリ」も大切です。

「お口のケア」をしながら簡単なお口のリハビリを続けていくと、口の中の感覚が次第に鋭くなってきます。ものの味が分かるようになり、「おいしい」とか「もっと食べたい」とも感じられるようになります。そこから、健康の正のスパイラルに入ることができるようになります。

お口のリハビリでは、本人の積極的な意思がキーになります。「よかれ」と思って押しつけたり、無理強いすると、本人がやる気を失うことも考えられます。難しいかもしれませんが、楽しくリハビリできるような雰囲気づくりを心がけてください。

付け加えると、お口のリハビリは、誤嚥性肺炎のリスクを下げるだけではありません。噛むことに問題がある人に認知症が多く、重度の人ほどお口の中の状態が悪い……。認知症の患者さんの調査から、こうした結果も出ています。お口のリハビリには、認知症予防の効果も期待されるわけです。

◎咀嚼のリハビリ……舌の体操

まず、咀嚼のリハビリです。

飲み込むことにはのどの筋肉、首の筋肉、口、頬、舌といったいろいろな部分が関係しています。健康な人の場合、そうしたいろいろな部分の動きを意識しなくても、上手に飲み込めます。

舌と頬の動きが鈍くなると、歯があってもうまく飲み込めなくなります。上手に飲み込むためには、舌と頬の動きをしなやかにする必要があります。舌や頬の動きをしなやかに

舌の体操

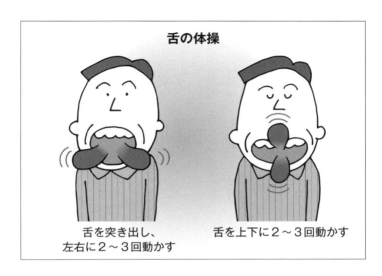

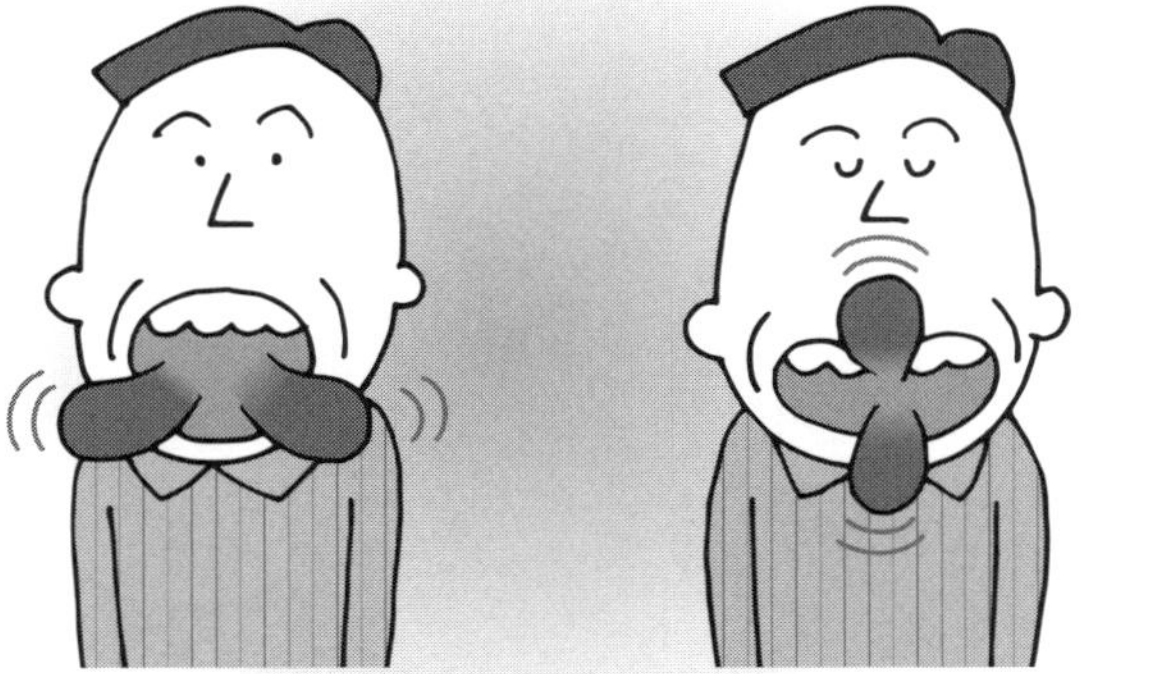

舌を突き出し、
左右に２～３回動かす

舌を上下に２～３回動かす

し、咀嚼を改善するリハビリに「舌の体操」があります。

①舌を突き出し、左右に2～3回動かす
②舌を上下に2～3回動かす
1日に、①②を10回くらい繰り返します。

◎誤嚥を防ぐリハビリ……あいうべ体操

次に、誤嚥を防ぐリハビリです。

誤嚥を防ぐリハビリとして、「発語（しゃべる）のリハビリ」は効果的です。ここでは、今井一彰先生（みらいクリニック院長）考案の「あいうべ体操」を紹介します。

①「あー」と口を大きく開く
②「いー」と口を大きく横に広げる
③「うー」と口を強く前に突き出す

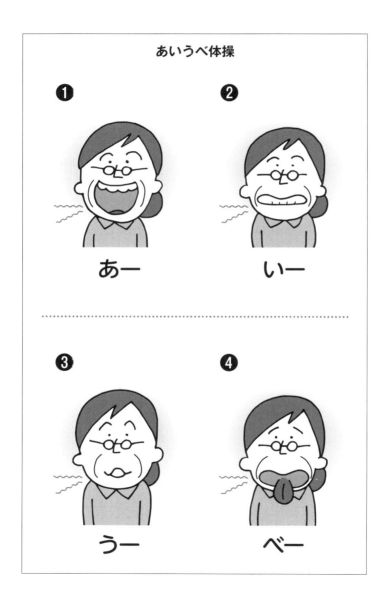

あいうべ体操

❶

あー

❷

いー

❸

うー

❹

べー

④「べー」と舌を突き出して下に伸ばす

この①~④を1セットに、4秒前後のゆっくりした間隔でおこないます。

唇や舌、口の動きをできるだけ大きくする……。ここが効果を上げるコツです。唇や舌、口の動きはオーバーにしますが、声は小さくてもOKです。あごが痛む人は、「いー」「うー」「べー」だけでもかまいません。

1日に何回か、無理にならない程度におこなってください。家族も一緒にやると、励みになります。大切なことは継続、毎日続けることです。

第4章

訪問歯科診療で、誤嚥性肺炎予防に取り組む名医たち

患者さんやご家族に寄り添いながら、多職種の人がかかわり、健康寿命を長くできるケアを。

ふれあいの杜歯科クリニック副院長
虎谷 彌

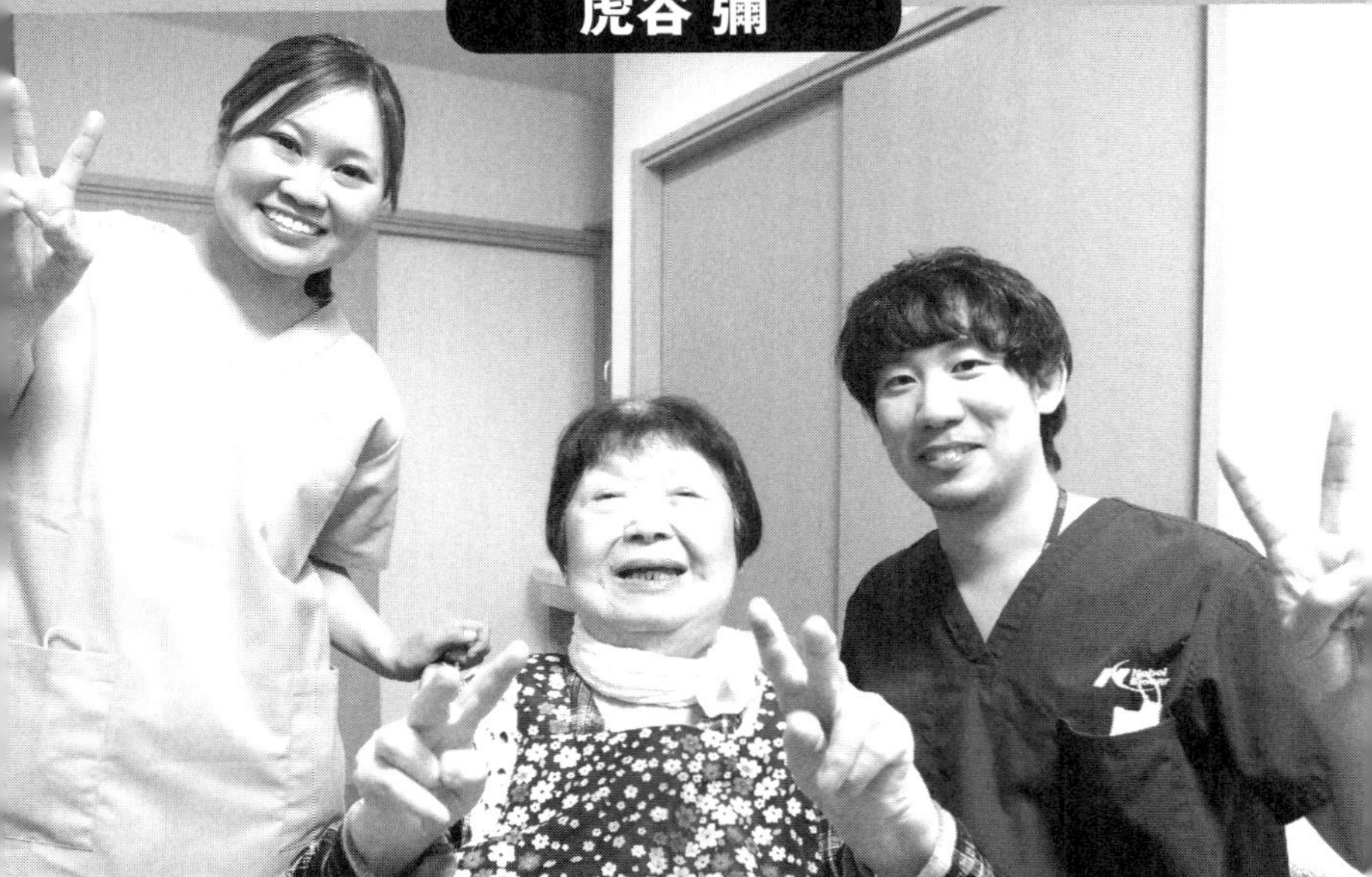

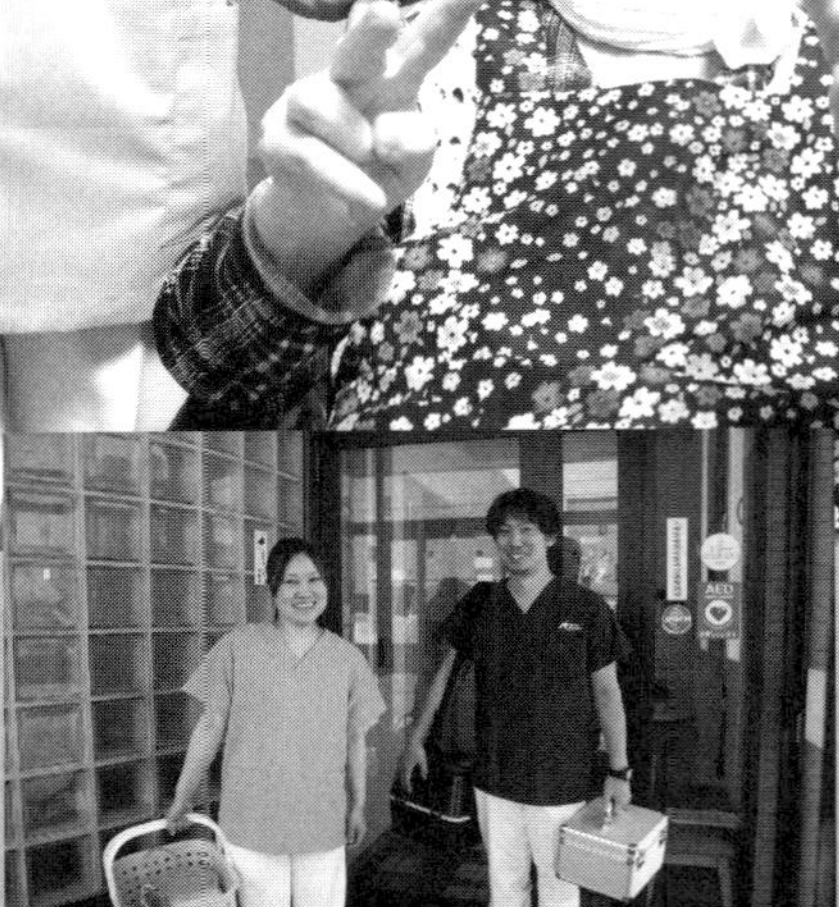

訪問診療はほぼ毎日、施設や在宅の患者さんのお口のケアにうかがっています

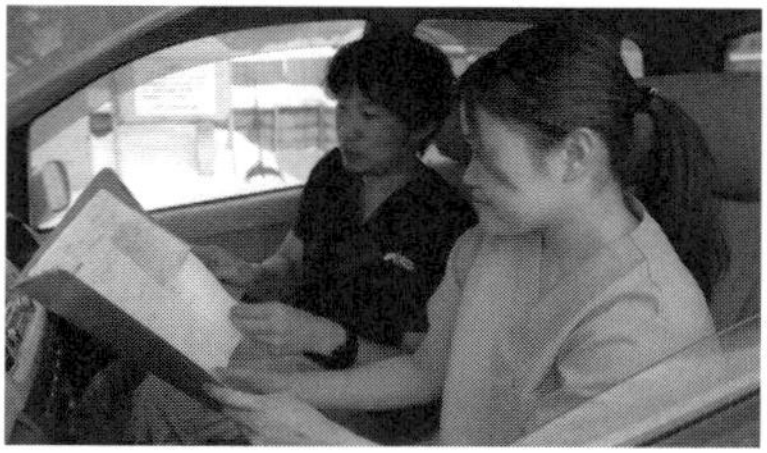

歯科衛生士との情報共有は欠かせません。車内でも確認し合いながら訪問します

「一生のかかりつけ医」として、患者さんを診たい

父の頃から数えると開院して37年になります。医院で診療をおこなうかたわら、母校の大学病院の嚥下外来客員臨床医も兼務しています。

一生のかかりつけ医として患者さんを診たい――。当院の理念・使命としての考え方です。

当然、患者さんの高齢化は大きな問題になります。父の頃からの外来の患者さんも高齢化し、いろいろな事情で通院が難しくなる方が増えていきました。そうした高齢の患者さんが入院され、訪問診療を依頼されたことがありました。その診療が、訪問歯科診療のスタートになりました。

当院の訪問診療ではほぼ毎日、施設や在宅の患者さんのお口のケアをおこなうため、歯科衛生士が単独訪問をおこなっています。また、歯科医と共同で、お口のケアやリハもおこなっています。

訪問歯科診療でやりがいを感じるのは、何といっても患者さんやご家

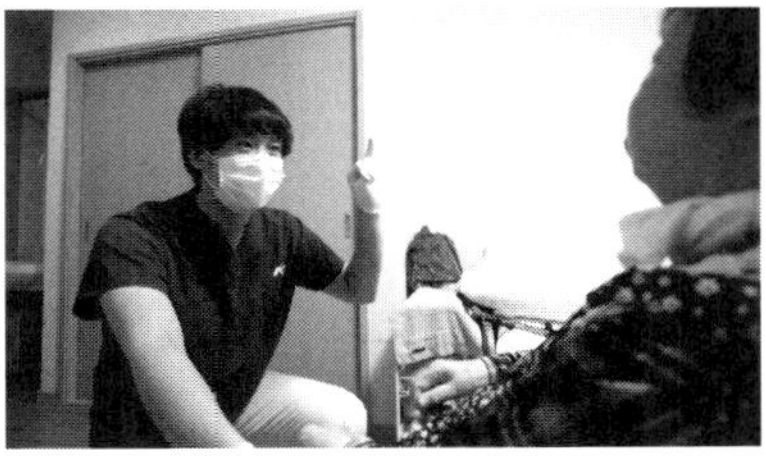

一生のかかりつけ医として患者さんに寄り添い、「お口から食べる幸せ」のサポートに尽くしたい

族との心の触れ合いです。「わざわざきていただいて、本当にありがとうございました」と、心からの笑顔でいっていただける瞬間です。

「お口から食べる幸せ」のサポートに尽力を続ける

なぜ、お口のケアやリハをおこなうとよいのか……。

ただケアやリハをおこなうだけでなく、患者さんやご家族にここをできるだけ分かりやすく説明するように努めています。ケアやリハの必要性を理解していただくことで、患者さんやご家族に継続して取り組んでいただけるようにするためです。

また、患者さんに飽きがこないような配慮も必要です。そのため患者さんが楽しみながらお口のケアを受けられるように、１００円均一の道具なども活用しながら取り組んでいます。

腕にマヒがあり、残存歯の多い患者さんもおられます。そうした患者さんには電動歯ブラシの利用が効果的です。利き手交換や歯ブラシの持ち手を太くするなど、身体状況に合った工夫や指導をおこなっています。

訪問診療では、感動した多くのエピソードがあります。たとえば、入院をきっかけに食形態がペースト状まで低下、認知症もあり、食事を摂らなくなってしまった患者さんがおられました。

退院後に嚥下評価をおこない、お口のケアで食形態を上げました。すると食欲が徐々に回復し、認知機能も、私のことを思い出してもらえるまで回復しました。ご家族が喜ばれたことはいうまでもありません。

患者さんやご家族に寄り添いながら、多職種の人がかかわり、健康寿命を長くできるケア……。

超高齢社会に突入した日本では今後、こうしたケアの重要性がますます高くなってきます。そこでは、「お口から食べる幸せ」をサポートする包括的な医療連携が重要です。

一生のかかりつけ医として患者さんやご家族に寄り添い、「お口から食べる幸せ」のサポートに尽力する――。私の使命として、心に刻んでいます。

お口のケアとリハの継続によって誤嚥性肺炎を防ぎ、「美味しく食べられる」を実現する。

守口歯科クリニック院長

守口憲三

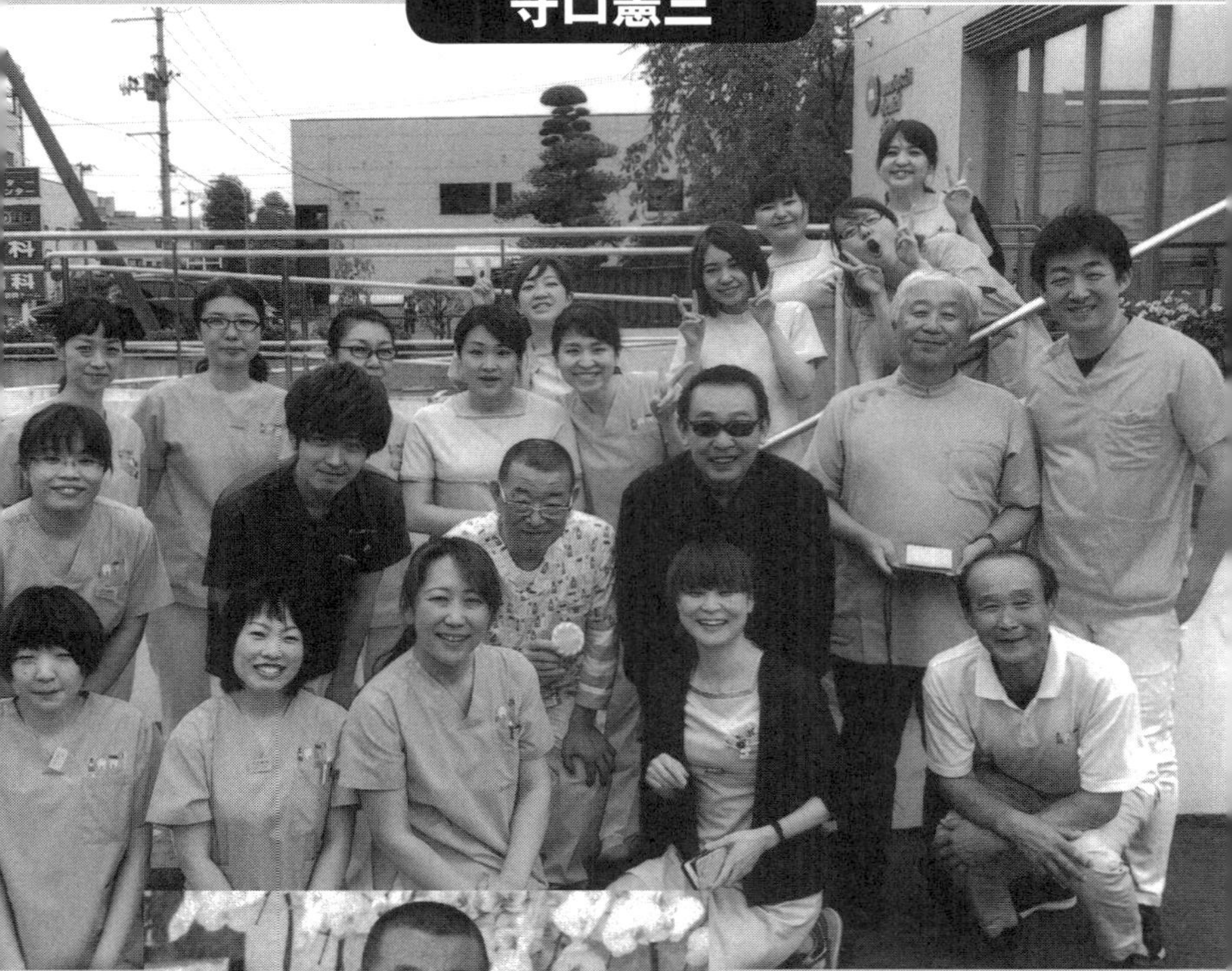

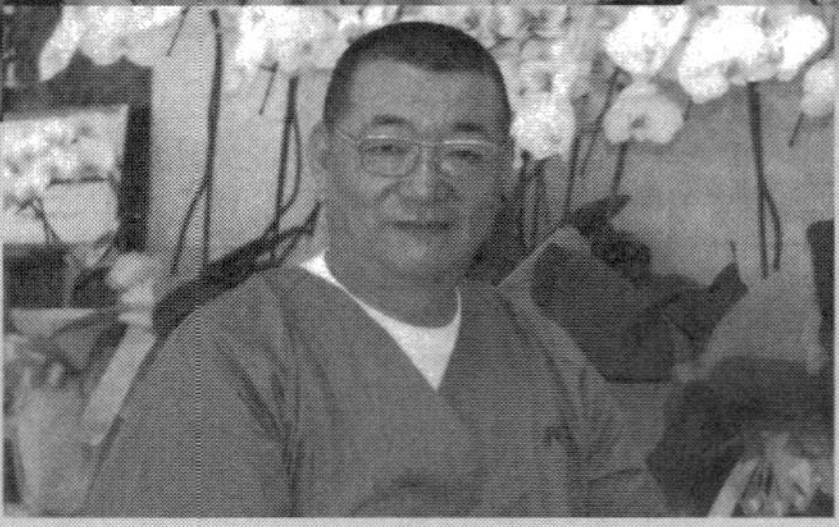

歌手のさだまさしさんが当院を訪問してくださいました。スタッフとの記念の写真です

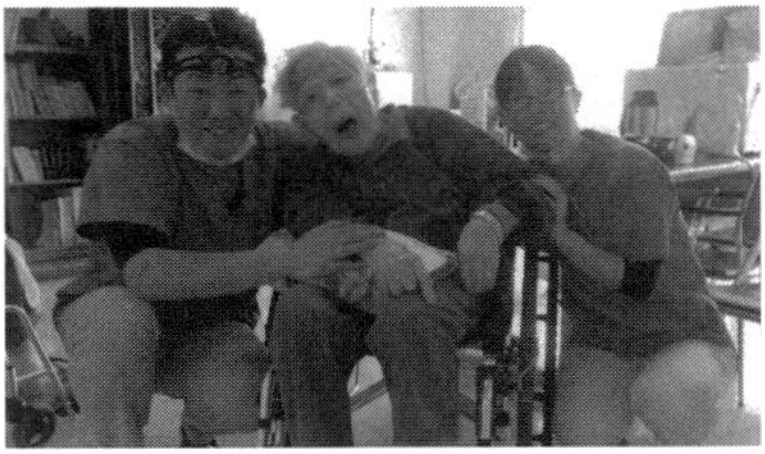

訪問診療の際、患者さんとの一コマ

患者さんの生きがいが、訪問診療のやりがいにつながる

「歯が痛くてたまらない。入院中の病院まで診察にきてくれませんか?」

電話をくれたのは、それまで通院していた患者さんでした。

今から36年ほど前(開院して3年ほど経過した頃)のことで、当時は訪問診療専門の機械も何もありません。何とかできる範囲で治療をおこないましたが、これが訪問歯科診療を開始するきっかけでした。

「日本訪問歯科協会」は、2000年に設立されています。私は設立メンバーの一人で、現在は理事長を務めさせていただいています。

実際の訪問歯科診療は重労働です。重い機材を訪問先に運び込むのも大変ですが、患者さんは介護用のベッドで休んでいます。ケアする側の姿勢も悪く、長時間おこなうのは決して楽ではありません。

それを1日に何件もこなしてから、自院にもどります。すべての器具を滅菌処理し、明日の訪問診療に備えます。

そもそも、医院のマンパワーがなければできないことです。院内の診

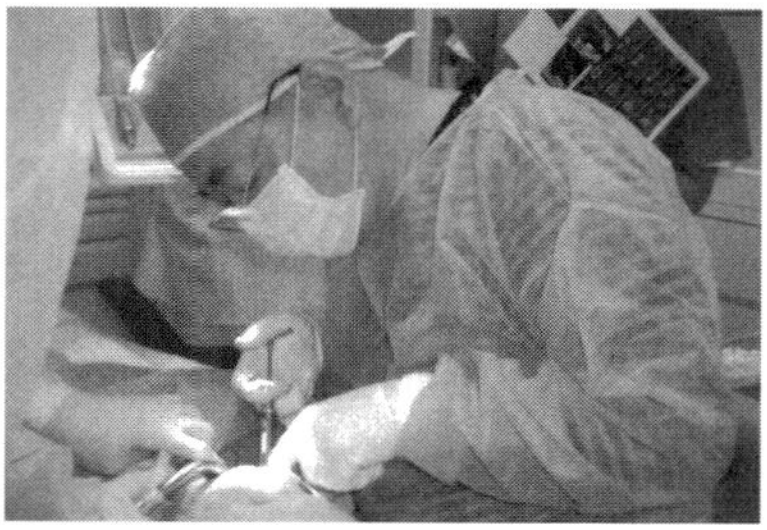

今後、インプラントを入れた高齢者のケアも訪問歯科の重要なテーマとなってきます

療を止めて訪問歯科で外に出ていっても、それに見合うだけの対価が得られていません。訪問診療はそうした問題を抱えていますが、対価を超えるだけのやりがいはあります。

訪問診療でお口のケアとリハを継続し、きれいで気持ちのよいお口を維持する……。この習慣化が誤嚥性肺炎を予防し、「美味しく食べられるお口」を実現し、患者さんの生きがいとなります。それがまた、訪問診療をおこなう歯科医のやりがいにもつながります。

インプラント患者さんの高齢化を見据え、長期的な視点で

訪問診療の現場では、インプラントがしばしば問題になります。訪問診療中に、インプラントの患者さんの治療をおこなった歯科医は約55%で、そのうちの9割以上がお口のケアをおこなっています。

実は、インプラントをよく知っている訪問歯科医が不足しています。訪問診療をおこなっている歯科のうち、約3割がインプラント治療をお

こなっていない歯科医というデータがあります。インプラントに関し、そうした歯科医は「観察」を選ぶことが多く、十分な対応ができていないというデータもあります。

私もインプラントが6本入っていますが、本当によく噛めるし、何でも食べられます。訪問歯科診療が必要になる前に、さらにその前を考えると、「オーラルフレイル（お口の虚弱）」状態にさせないことが大切です。そのためにちゃんと食べることや食事指導も重要ですし、機能回復という面でインプラントは非常にすぐれています。

ただし、メインテナンスを怠ると、インプラント周囲炎のリスクが高まります。インプラント周囲炎は根本的な治療法が確立していないため、リカバリーや清掃が困難を極めます。

インプラント治療をおこなった患者さんが後年、高齢化して訪問歯科治療を受ける……。今の日本の超高齢社会をかんがみると、この可能性が高くなっています。その可能性をしっかり認識して見据え、長期的な視点でインプラント治療をおこなうべきだと考えています。

将来を見据え、インプラントのよさを維持する対策が求められている。

近藤歯科医院院長

近藤公一郎

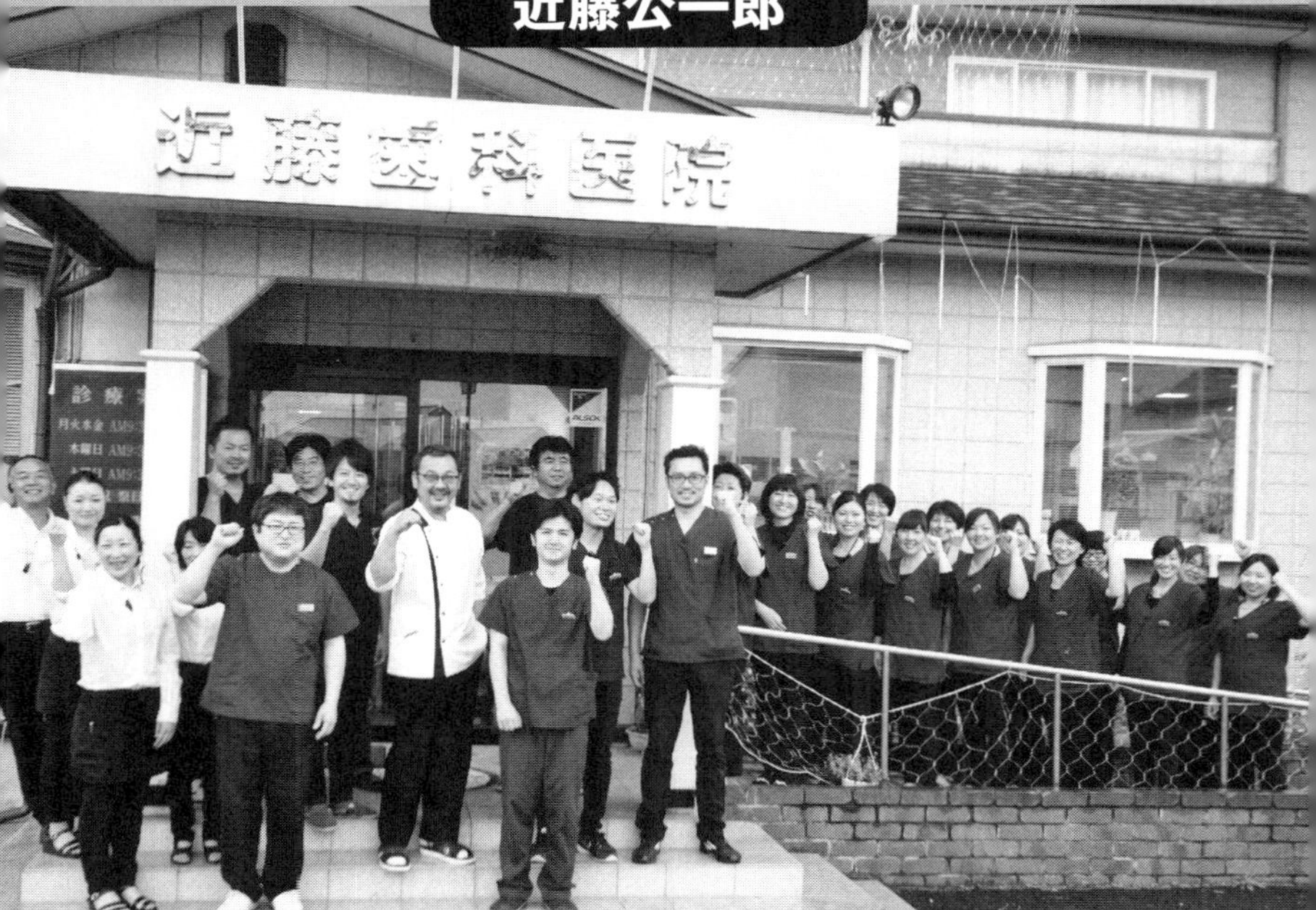

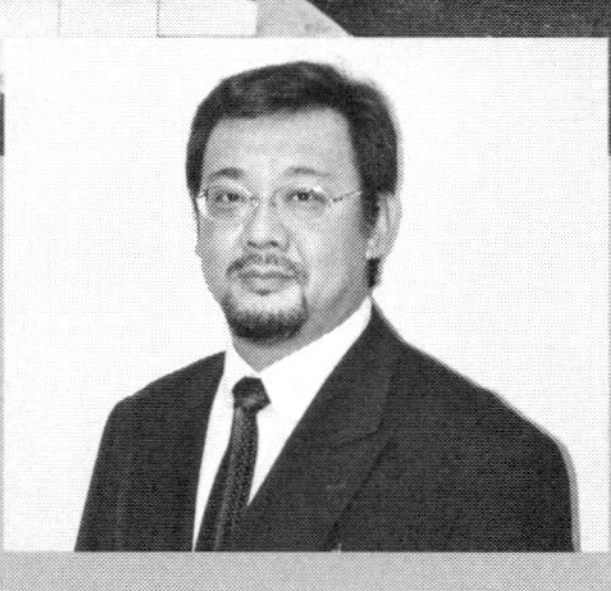

訪問診療で、インプラントのメンテナンスもおこなうことができます

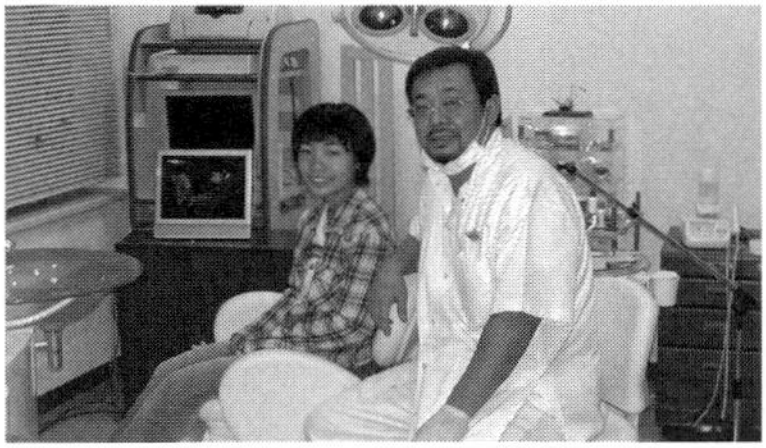

常に世界のスタンダードを意識し、よりよい歯科治療をご提供しています

入れ歯やブリッジより機能回復面で優れるインプラント

食べることは、ＱＯＬ維持の基本中の基本です。歯にはそれぞれ役割があり、28本そろって〝食べる機能〟がまっとうされます。

健康長寿のため、自分の歯を残すことはもちろん大切です。しかし、その大事な歯を失うこともあります。その場合は入れ歯、ブリッジ、インプラントの３つの選択肢があります。

しっかり食べられるようになる……。

この点で、インプラントは他の２つの方法より格段に優れています。歯の抜けたところにチタン製のフィクスチャー（人工歯根）を植え、あごの骨と固定したあと、その上に人工の歯を装着する――。

これがインプラントです。入れ歯やブリッジと異なり、インプラントは歯根まで回復します。他の２つの方法より、インプラントが機能回復面ですぐれている理由がここにあります。

インプラントにはまた、次のような大きなメリットがあります。

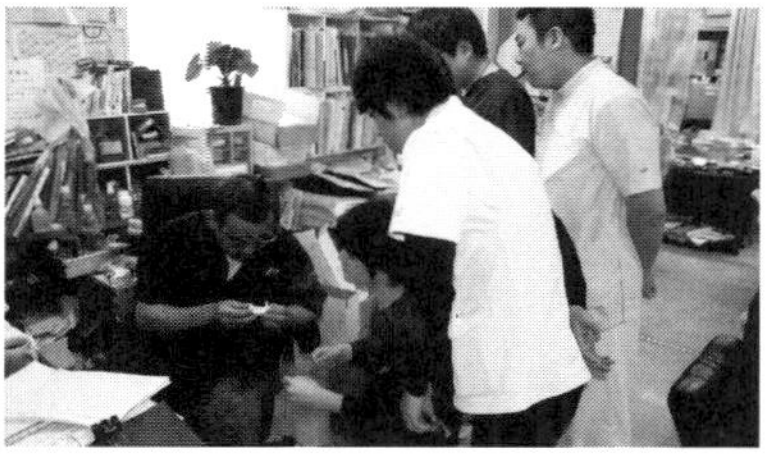

スタッフ全員が、一人ひとりの「歯」に対して真摯に向き合っています

入れ歯に必要なクラスプ（鉤）がなく、残っている健康な歯に負担をかけない。ブリッジのように、両側の健康な歯を削る必要がない。また、高齢で顎の骨がなく入れ歯が安定しにくい方にも入れ歯を固定するインプラントもあります。

このメリットは、「安定した入れ歯でよく噛める」「健康な自分の歯を守る」ことに直結します。一方、デメリットもあります。

手術が必要。保険適用がないため、治療費が高額になる。確実な治療のためには、入れ歯やブリッジと比べて治療期間が長くなる……。

何が何でもインプラントというつもりはありません。どの治療法を選択するかは、患者さんが決めることだからです。

インプラントでは、将来的な視点も必要な時代になっている

外来の一般歯科診療や訪問歯科診療にも精一杯取り組んでいます。

訪問診療ではご自宅、施設、病院などにうかがいます。インプラント

をして通院できなくなっても、訪問診療でメインテナンスはできます。ケアの指導で、インプラント周囲炎の予防もはかれます。

あるとき施設の職員から、一人の患者さんについて相談を受けました。その方は、他院でインプラントをおこなっていました。お口の中を拝見すると、自分の歯はすべて抜けています。残っているインプラントが、対面する歯ぐきに突き刺さっています。

撤去できればよいのですが、撤去できないケースもあります。

インプラント周囲炎の予防を徹底させるだけでなく、将来を見越し、現在の年齢や歯の強さ・弱さを考えて治療法を考える必要がある……。

インプラントをおこなう歯科医として、考えさせられた体験でした。以後、インプラントを希望される患者さんには、将来的な視点も含めて十分に考慮して治療をおこなっています。

当院は遠方からインプラント治療に来られる方も多いのですが、各地域に日本訪問歯科協会の先生方がおられますので、私が行かなくとも協会方と連携して訪問や口腔ケアをおこなうことができます。

お口を鍛え、お口のケアをおこなえば、誤嚥性肺炎の予防はもちろん「元気な100歳」の道が開ける。

渡部圭一歯科院長

渡部圭一

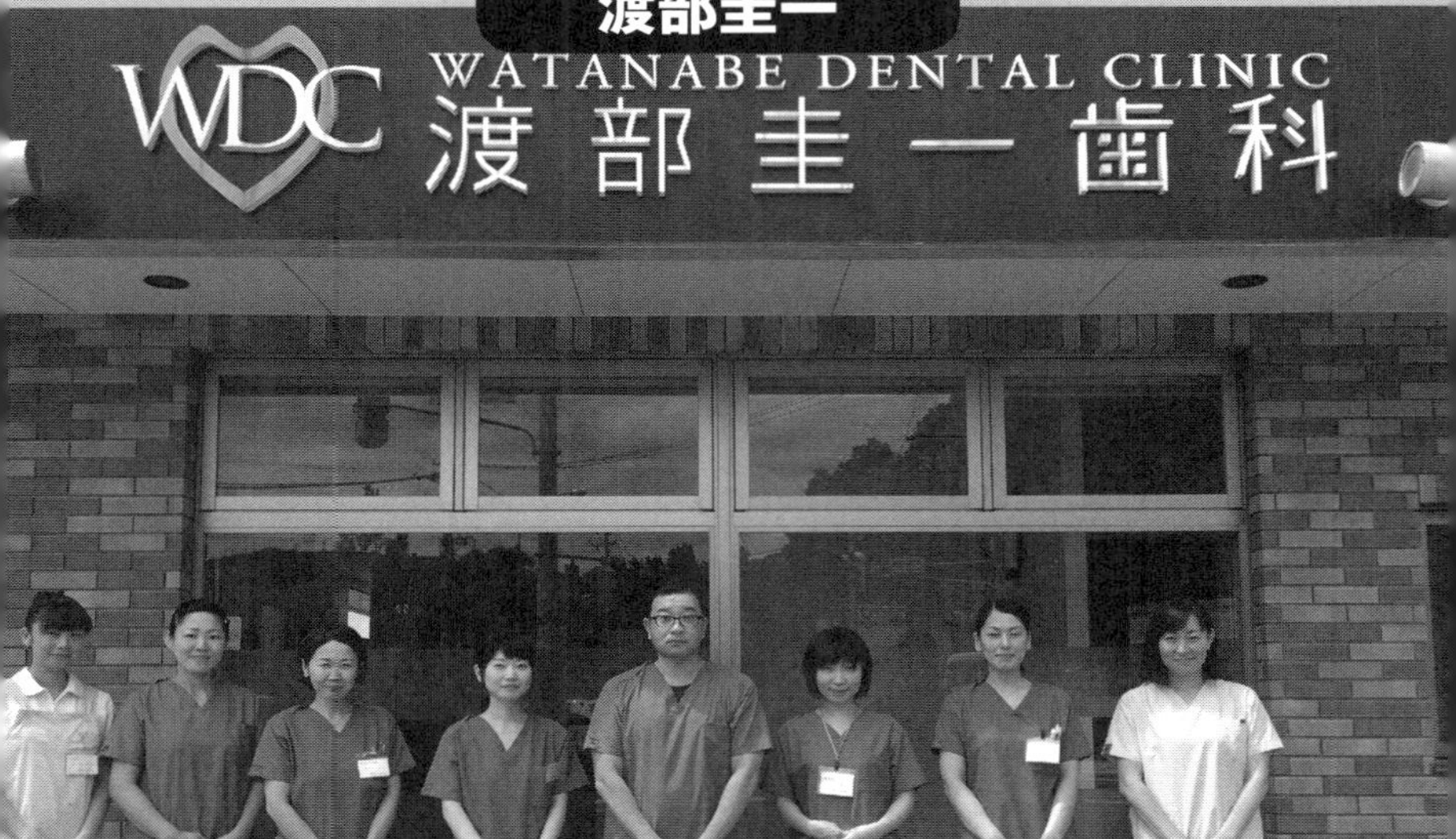

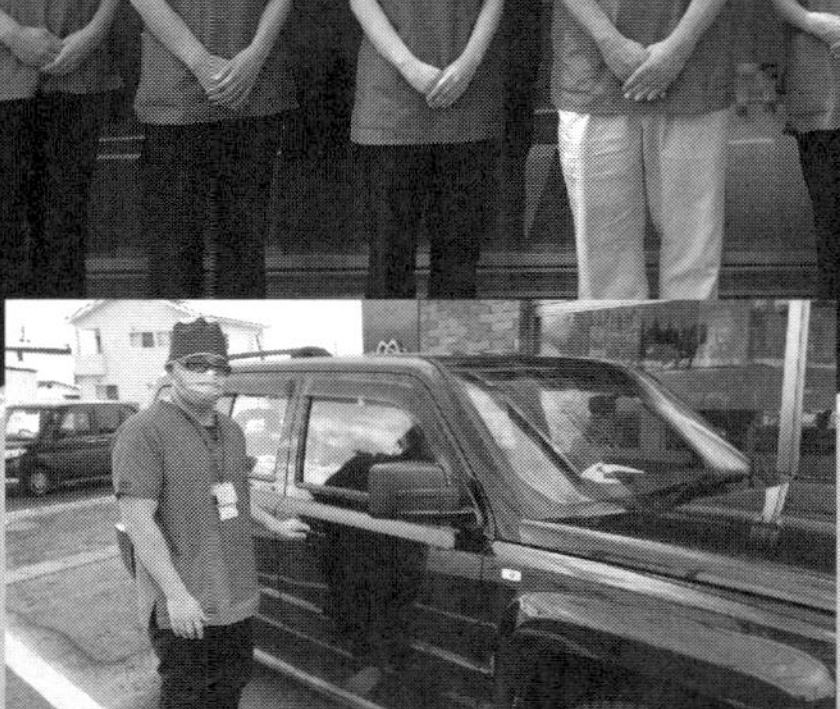

会津若松市で開院する筆者とスタッフの皆さん

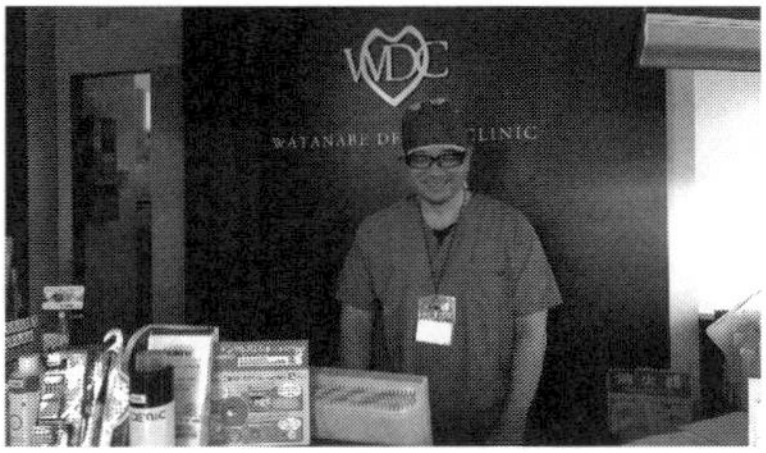

グループホームではお口のケアについての話をさせていただくことも

「自分の親のケアをする気持ち」で、患者さんに当たる

医院のある会津若松市は私の故郷で、開院したのは2007年です。私は東京都内で医療法人の分院長を務め、母校の歯学部歯周病学教室の研究員をしていましたが、母が脳梗塞で倒れたことを契機に故郷に戻り、開院しました。

その4年後、東日本大震災が勃発しました。東京電力福島第一原発事故で多くの方が被災され、会津若松市は大熊町の方々の受入れ先でした。「被災した方たちの抜歯や入れ歯修理のために、グループホームを訪問してくれませんか」

歯科医師会の要請でしたが、このとき2、3回訪問診療をおこないました。その後、施設に避難していた方たちや仮設住宅に入居している方たちから、訪問の依頼が次第に増えてきました。その依頼が契機になり、訪問歯科診療に本格的に取り組み始めたのです。

訪問診療でお口のケアや入れ歯の修理・作り替えをすると、「食べ物

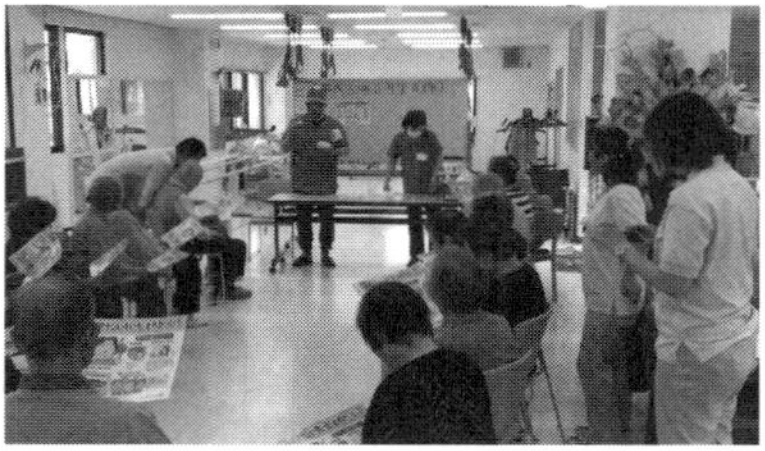

訪問歯科診療を始めるきっかけは東日本大震災でした

が美味しく食べられるようになったよ、先生」と患者さんから感謝されたり、訪問するたびに笑顔が豊かになってきます。こうした瞬間が訪問診療の最大のごほうびであり、やりがいにもつながっています。

自分の親のケアをする気持ち……。訪問歯科診療では、この気持ちを胸に患者さんのお口のケアに当たっています。

実は、帰郷して間もなく母は亡くなり、十分なお口のケアをしてあげられなかったことが心残りでした。胸の奥底にあるその想いが、今お話ししたような気持ちで訪問診療に当たらせています。

つねに、「目の前の患者さんで何を大事にするか？」を考える

患者さんそれぞれにいちばん効果的でありながら、ゆっくり、優しく、患者さんに負担がかからず、いちばん楽なお口のケアを目指す……。

私は、ここを訪問診療でのお口のケアの最重要ポイントに位置づけています。認知症が進んでいる人、摂食・嚥下機能に問題のある人など、

患者さんは十人十色だからです。

ケアでは、誤嚥のリスクを下げるために水はできるだけ使いません。保潤剤で唇とお口の中を湿らせる。歯ブラシを使ってのブラッシング。手用スケーラーか超音波スケーラーによるスケーリング（歯石除去）。最後に、保潤剤で唇やお口の中を湿らせる……。これが基本ですが、「目の前の患者さんで何を大事にするか？」をつねに考えています。患者さんの体調によっては、ケアの順番や使用する器具なども変えます。

患者さんによっては、保潤剤を唇につけただけで、すごく食べられるようになる人もいます。スポンジブラシから歯ブラシに替えただけ、あるいは入れ歯を微調整しただけで食べられるようになり、困難だった歩行が改善された人もいます。こうしたケースを目の当たりにし、歯科の可能性はまだまだあると感じさせられました。

お口を鍛え、お口のケアをおこなう。そうすれば誤嚥性肺炎の予防はもちろん、健康寿命の延伸とＱＯＬの改善につながり、「元気な１００歳」の道が開けます。

お口の健康をケアし、「いつまでも美味しく食べられる」を支援しています。

冨所歯科医院院長
冨所武宣

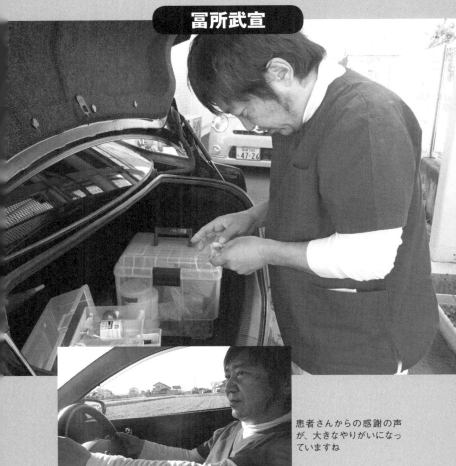

患者さんからの感謝の声が、大きなやりがいになっていますね

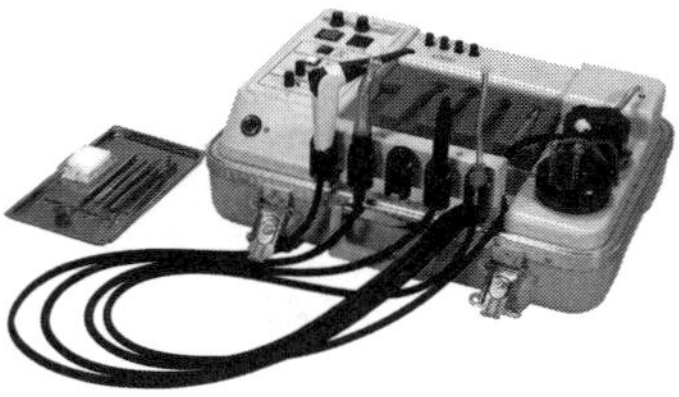

訪問診療用のポータブルユニットをはじめ、万全の機材を持ってうかがいます

訪問歯科医と歯科衛生士は、ケアマネの資格を取得している

「入院している妻を診察してもらえませんでしょうか?」

外来で通院していた患者さんから、こう相談されました。病院には歯科のないところも増えています。

1992年1月のことでしたが、すぐにうかがって治療すると、患者さんとご主人から非常に喜ばれました。このケースを契機に訪問診療の勉強を始め、訪問診療に本格的に取り組み始めました。訪問診療は大変なこともいろいろありますが、患者さんからの感謝が大きく、やりがいを感じます。

治療にせよ、お口の中の衛生の指導・管理にせよ、訪問診療ではスペシャリストとしてのケアが求められます。

治療では、最新の訪問診療用ポータブルユニットをはじめ、万全の機材を持ってうかがいます。歯の治療だけでなく、歯や歯ぐきをはじめとするお口の中の健康、入れ歯の使い方や掃除法の指導もおこなっています。

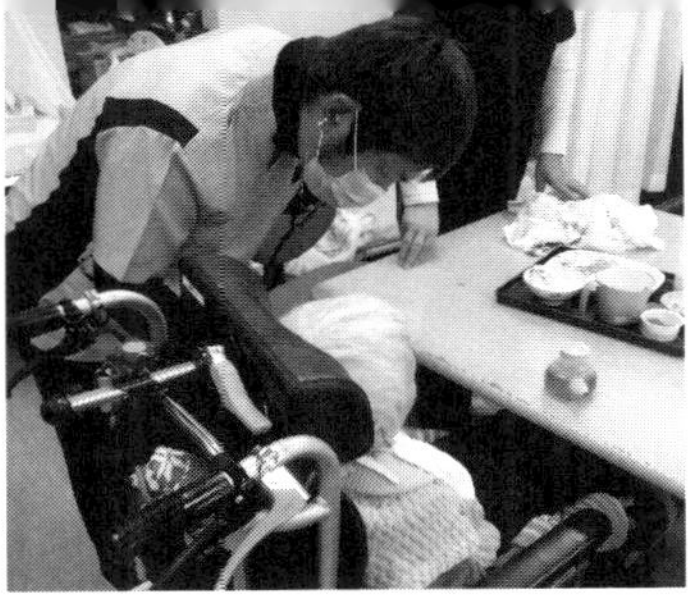

誤嚥性肺炎のリスクを下げるためにも、訪問診療を続ける必要があります

訪問歯科診療の患者さんには、寝たきりの人も少なくありません。訪問診療の現場では、介護の知識も不可欠となっています。

患者さん一人ひとりの健康状態に合わせたきめ細かな治療やアフターフォロー、それにお口のケアをおこなう……。

そうしたケアを実現するため、訪問する当院の歯科医、歯科衛生士は介護支援専門員（ケアマネジャー）の資格を取得しています。

「よく観る」ことの情報収集から、「よく診る」ことが可能になる

日本では、人口の4分の1がすでに65歳以上です。

高齢者の豊かな暮らしをどうサポートするか……。

超高齢社会では、ここが非常に重要なポイントになっています。

介護保険などの社会制度が整備されてきましたが、「お口の中の健康」は意外に見落とされがちです。高齢者、とくに寝たきりなどで通院が困難な状態になると、お口の中の健康がおざなりになるケースが多いよう

です。ここに、誤嚥性肺炎のリスクがひそんでいます。

「診る」前に、「よく観る」……。

訪問診療をおこなうときに私が最も大切にし、つねに心がけていることです。「よく観る」ことは「よく診る」ことにつながり、さらには「よく看る」ことにつながる確信があるからです。

よく観るのは、患者さんのお口の中の状態だけではありません。周囲の方たち（ご家族やキーパーソンも含め）の顔色や表情、機嫌、話し方、部屋の様子、着ている衣服、調度品などもよく観ます。それらの情報を収集して初めて、「生きた診と看」が可能になります。

超高齢化で、訪問診療を必要とする方はますます増えていきます。そうした日本の現実を直視し、当院は、生涯にわたってお口の中の健康をケアできる体制作りをしています。

訪問診療でお口の健康（機能面と衛生面）をケアし、誤嚥性肺炎による生命リスクを下げる。同時に、「いつまでも美味しく食べられる暮らし」を支援したいと考えています。

歯科的治療とお口のケアは高齢者の誤嚥性肺炎予防と全身の健康維持につながる。

鴨田歯科クリニック院長
鴨田博司

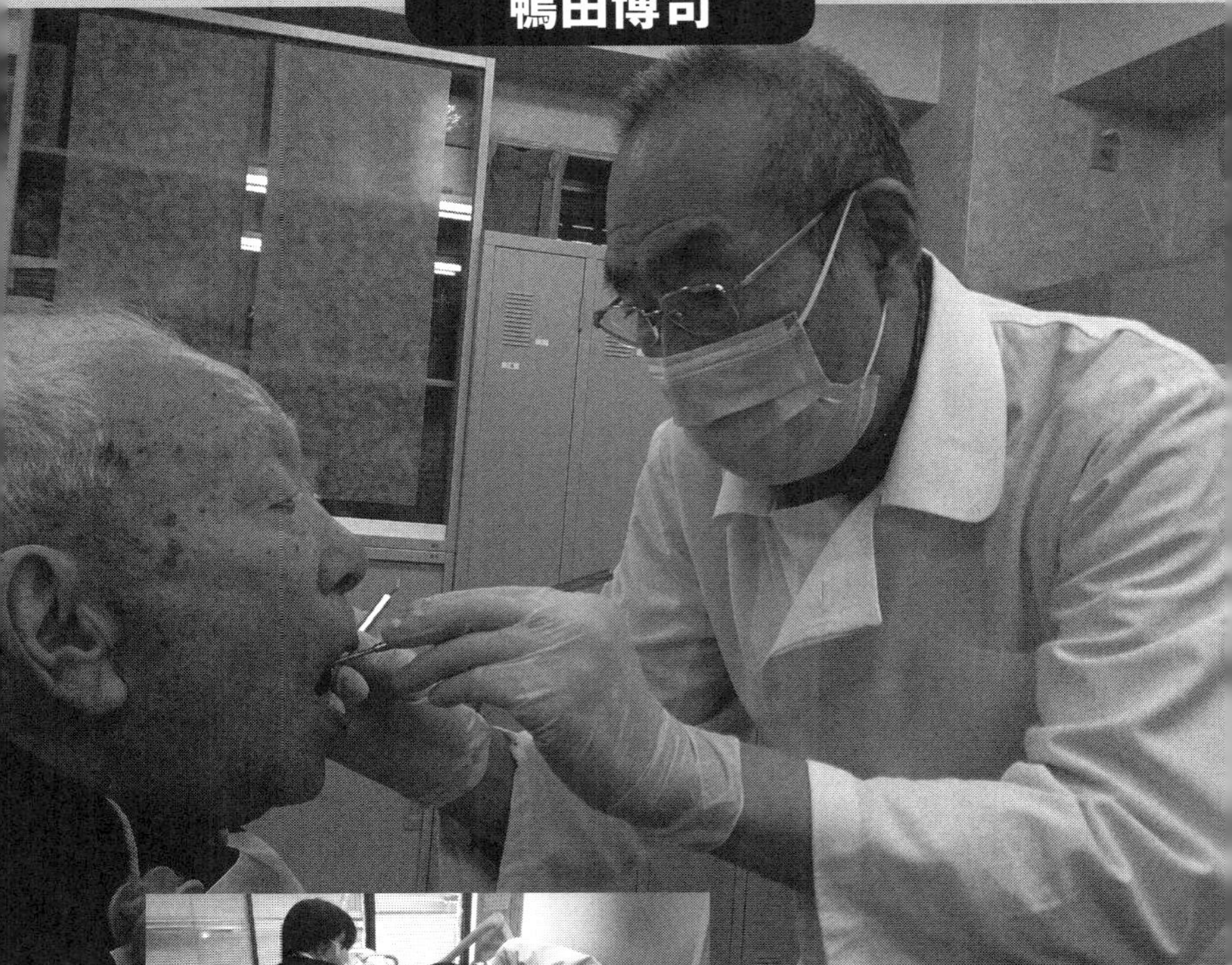

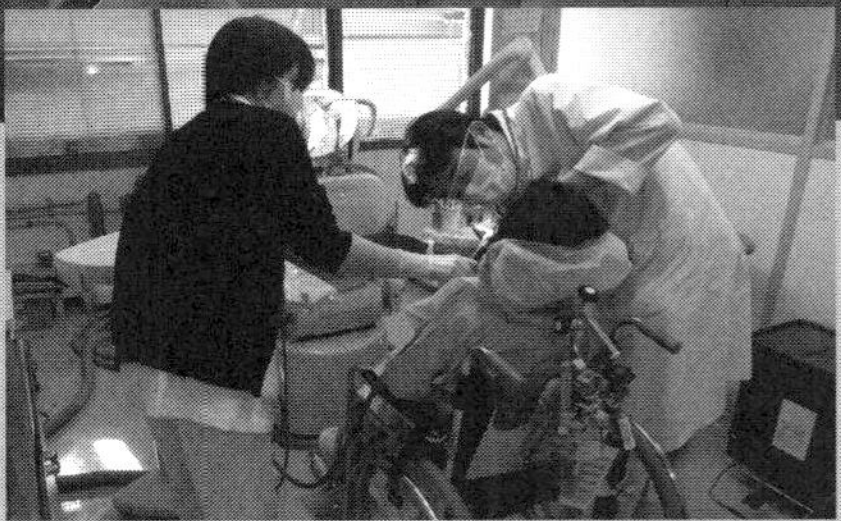

患者さんの全身の状態がよくなるように訪問歯科診療を進めていきたいと思います

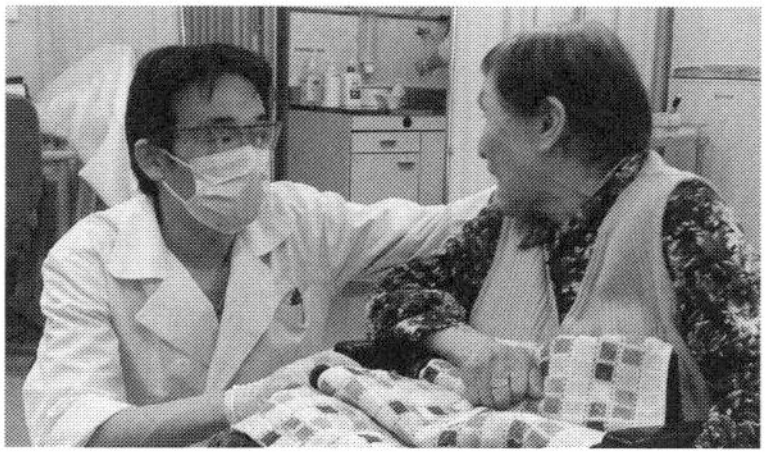

訪問歯科診療が患者さんの健康寿命を延ばすことに繋がると思います

歯とお口の役割は、人間の生命活動の根幹をなす

当院は父親が１９３５年に開業し、私が引き継いでから40年が経過しています。高齢者歯科の大学院を修了後、総合病院の歯科部長を経験し、入院患者の治療やリハビリに取り組んできた息子も、私と一緒に診療をおこなっています。

20年ほど前、通院されていた患者さんが寝たきりになり、ご家族から入れ歯修理の依頼を受けました。訪問して修理すると、思いがけないほど感謝されました。それが、訪問歯科診療を開始したきっかけです。

歯科的な治療だけでなく、お口のケアは誤嚥性肺炎の予防につながります。このことを患者さんやご家族によく説明し、理解していただき、お口の中を清潔に保てるようにご家族などに指導しています。

訪問診療をおこなうと、「よく噛めるようになった」「痛みなく食べられるようになった」など、まず例外なく患者さんやご家族、施設の方から喜びの声をいただきます。こうした声を聞くたび、訪問歯科診療の意義とやりがいを感じます。

食べること、話すことなど、歯とお口の役割は人間の生命活動の根幹をなすものです。通院困難な人にとり、訪問歯科診療はその生命活動の根幹を支えます。やりがいとともに、身の引き締まる思いがします。

誤嚥性肺炎の研究に参加、お口のケアの重要性を再認識

米山武義先生の誤嚥性肺炎の研究に参加したことがあります。この研究は全国11カ所の施設で2年間にわたって実施され、論文は世界的に評価の高い医学雑誌「ランセット」に掲載されました。

専門的口腔ケアをおこなうことで、誤嚥性肺炎の発生率が40％減少する……。この研究に参加したことでお口のケアの重要性を再認識し、現在に活かしています。

「患者さんの現状を把握しながら、お口の状態が今よりもよくなるように。無理をせず、できるところから歯、歯ぐき、舌、粘膜などを、いろ

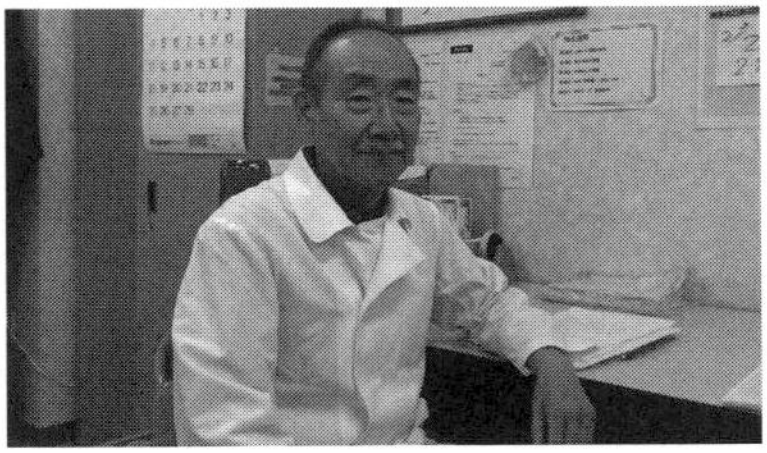

訪問歯科診療を通して生涯にわたって歯とお口の健康をサポートしたいですね

いろなブラシや器具を用いてケアをおこなってください」

歯科衛生士さんには、つねづねこう話をしています。

お口のケアでは、さまざまなブラシやフロス、器具を活用しています。ヘッドが大きくてグリップの太い歯ブラシ、歯間ブラシ、お口用のウェットティッシュ、お口を洗うジェルや保湿剤なども活用しています。

お口の中の乾燥が強く、痛みがあり、口呼吸の患者さんがいました。ケアのあと笑顔になり、「会話ができるようになった」と感謝されました。

入れ歯を外さず、残存歯の手入れもしなかった患者さんもいました。痛みもありましたが、ケアをおこなうと痛みが取れ、歯ぐきからの出血も止まったと喜ばれました。

お口と全身の健康が密接に関連していることは、多くの研究で報告されています。今後、要介護高齢者の増加にともない、訪問歯科診療に対する社会的な要望はますます増えてくるものと予想されます。

高齢者の誤嚥性肺炎の予防と全身の健康維持のために、訪問診療（治療とお口のケア）を積極的に進めていく決意をしています。

地域包括ケアや多業種連携でケアの質の改善が期待されます。訪問歯科の存在意義は大きい。

坂口歯科医院院長

坂口 豊

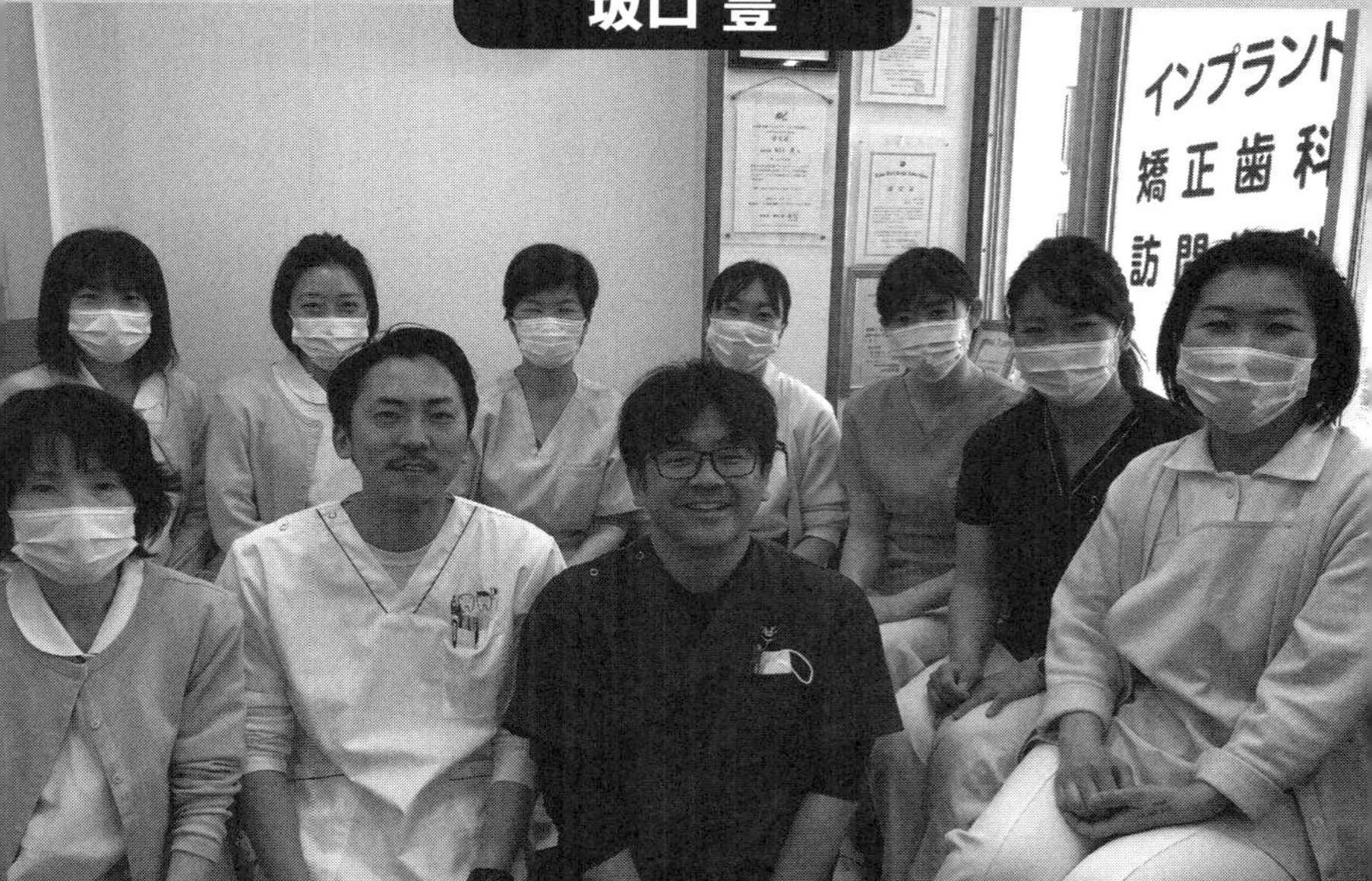

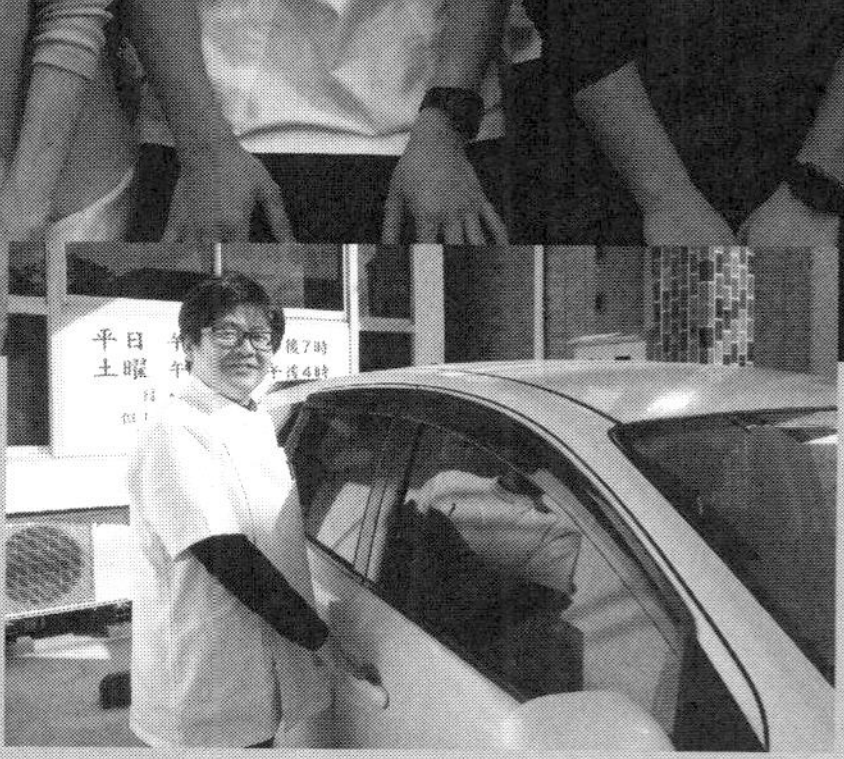

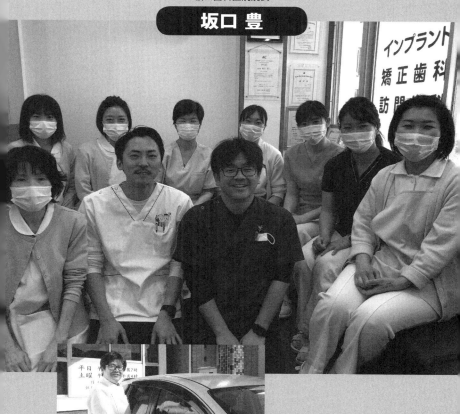

高齢の患者さんが多く、地域の歯科医として訪問診療を始めて8年が過ぎました

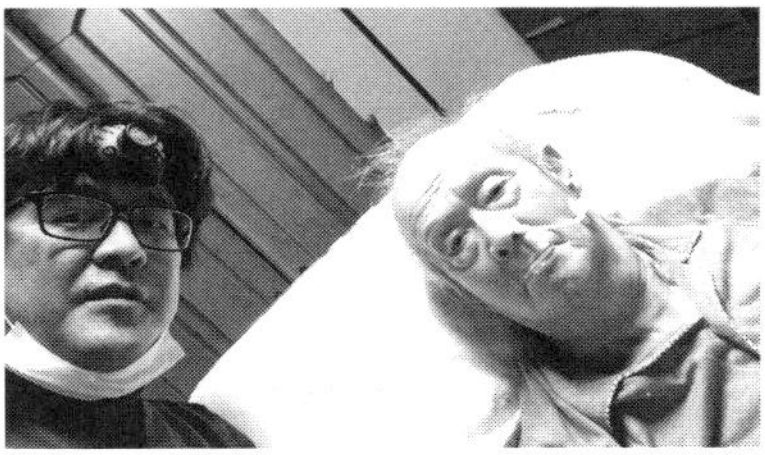

お口のケアはできるだけ患者さんの生活に合わせたケアを心がけています

地域の生活を支えるために、訪問診療にたずさわる

当院の開院は1971年。現在、父と私の二代で診療をおこなっています。もうすぐ開院50年を迎えるところです。

患者さんも高齢者が多く、8年前から訪問歯科診療に取り組んでいます。友人が広島や鳥取などで訪問診療をおこなっており、地域の歯科医として訪問診療を勧められたことがきっかけでした。2015年には、介護支援専門員（ケアマネジャー）の資格も取得しました。

栄養、呼吸、コミュニケーション機能……。

お口はこうしたすべての入り口であり、訪問診療はそのお口を在宅医療で支えます。患者さんのQOLが上がっていくとき、また障害や困難なことがらが軽減されていく支援ができたとき、訪問診療のやりがいを感じます。

私はいくつかの多職種連携会議や、歯科医師会での地域連携会議に参加しています。ケアマネジャーさんの研修会に参加すると、歯科医への

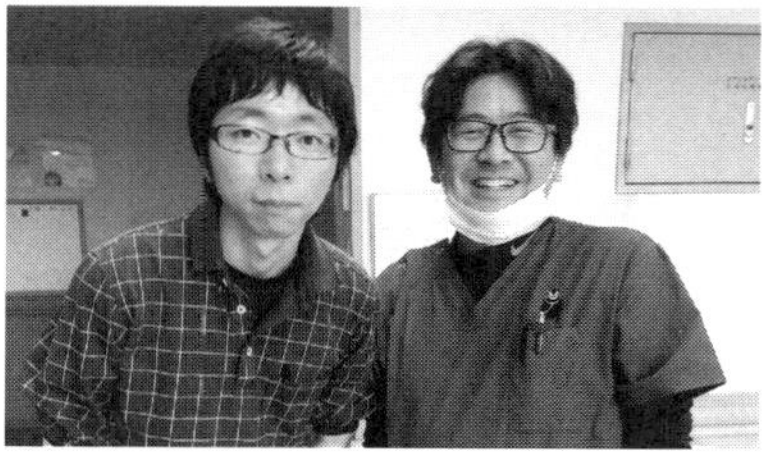

お世話になっている相談員さんと。顔が見える連携を心掛けています

苦情などがはっきりと聞けるのはありがたいです。

摂食嚥下関連の講習会は、基本的に多職種チームでの対応が当たり前なので、そこから病院の管理栄養士、在宅リハ職、訪問看護の方ともご縁が増えました。

私は、地域包括ケアや多業種連携にあたり、必要とされる歯科医療機関を目指しているのです。自宅まで訪問してほしいと思われる医師、歯科衛生士でありたいと思っています。そのためには、通常の診療と同様に、話しやすい、相談しやすい歯科医であるように心がけています。

歯科のエビデンスを積み重ね、共通のアセスメント構築を

訪問歯科診療は、生活を支えるために地域包括ケアの中で、在宅医療、在宅リハ、在宅療養、介護、介護予防とともに、基本的な支援基盤として常識になりつつあります。誤嚥性肺炎や生活習慣病の予防のみならず、栄養や呼吸管理、ＩＣＦ（国際生活機能分類＝その人の全体像をとらえ、

よりよく生活するためにどうするかを考える生活機能と障害の分類法）における環境の重要項目になると思っています。

そのためには、歯科のエビデンス（科学的な効果の証明）を積み重ねていく必要があります。できるだけ早く、共通のアセスメント（評価基準）の構築が望まれます。

医療はより高度化し、エビデンスを強化していきます。エビデンスの強化・蓄積にしたがい、ケアは「エビデンス・オブ・ケア（効果が明確なケア）」と「ナラティブ・オブ・ケア（その人それぞれのケア）」へ移行し、個別に高度化されたケアが求められていくと思います。

当然、それぞれの専門職の判断をつき合わせたときの矛盾を、論理的な考察で解決していくプロセス訓練が必要になります。

そこでこそ、やはり「顔の見える連携」が基本です。これからＩＣＴ（情報伝達技術）、遠隔医療などのコミュニケーションツールのデジタル化がさらに進みます。ケアの質の改善が期待され、より高度な多業種連携が実現するのを楽しみにしています。

歯科の訪問サービスで、誤嚥性肺炎の予防と高齢者の健康の維持・向上に寄与。

若井歯科医院院長

若井広明

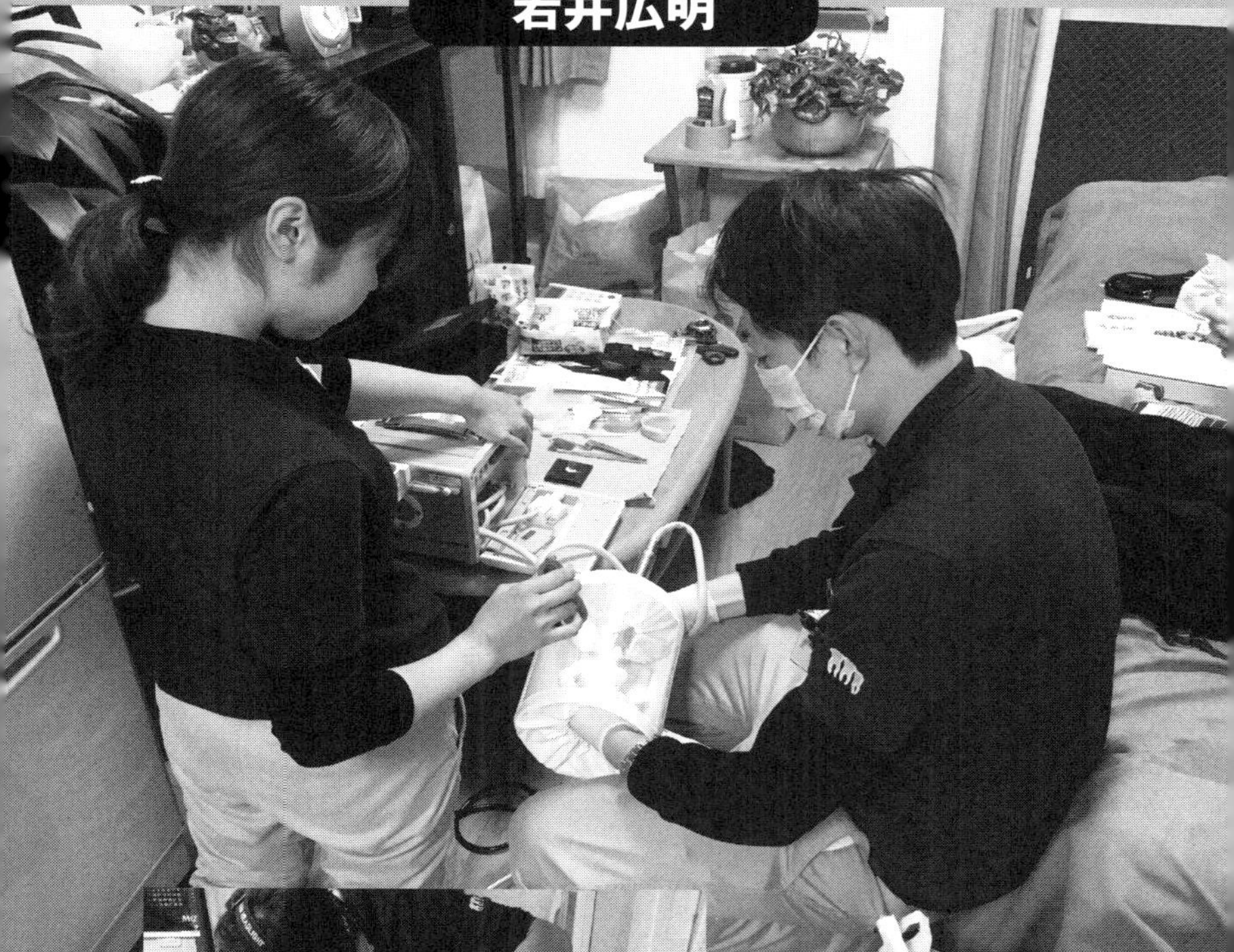

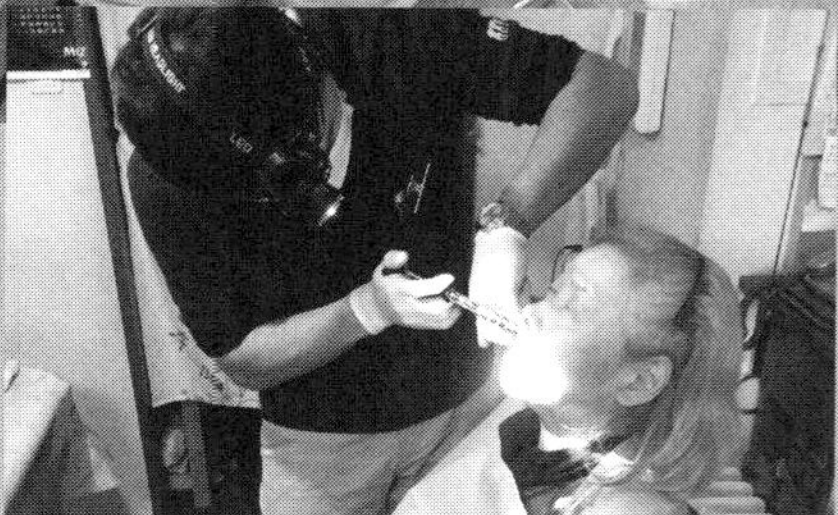

高齢者や要介護者に寄り添い、誤嚥性肺炎の予防や健康の維持・向上に寄与したいという思いで取り組みを始めました

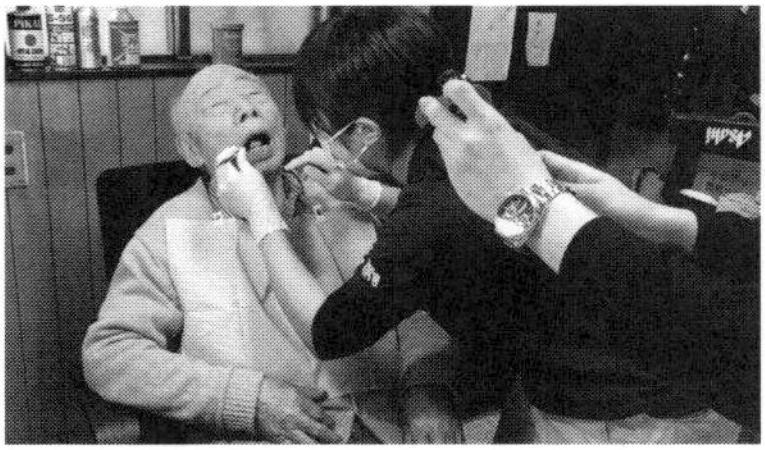

入れ歯を持っていない方に入れ歯を作製し、きちんと食べられるようになったケースは少なくありません

さまざまな場面での訪問サービスを必要とする方は多い

当院の開院は2002年です。

患者さんやご家族が必要と感じ、声をかけてくださって訪問することになったとき。また、うかがった先の患者さんやご家族が必要性を感じられ、継続してお口のケアに呼んでいただくとき……。こうしたとき、訪問歯科診療のやりがいを感じます。

私には、障害のある妹がいました。そのため、さまざまな場面での訪問サービスの必要性を感じていました。そうした必要性を感じているのは、私だけではないはずです。

昨今、歯科の訪問診療の取り組みが評価されるようになりました。また、日本訪問歯科協会の後押しを知りました。

「歯科の訪問サービスで高齢者や要介護者に寄り添い、誤嚥性肺炎の予防や健康の維持・向上に寄与したい」

この気持ちに突き動かされ、訪問歯科診療に取り組むようになりまし

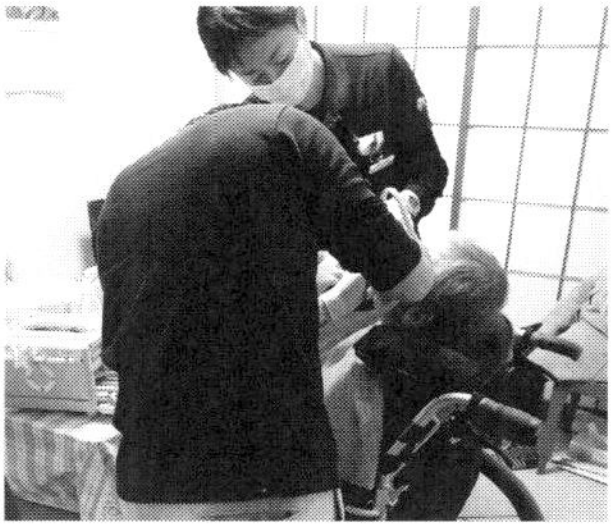

認知度の高まりと誤嚥性肺炎のリスク周知にともない、訪問診療が必要な方はますます増えていくでしょう

た。

入れ歯を持っていない方に入れ歯を作製し、きちんと食べられるようになったケースは少なくありません。また、入院生活等で入れ歯が合わなくなった方で、入れ歯を調整し、痛みがなく食事が摂れるようになった方もたくさんおられます。

「求められる取り組みの多様化に、どう対応するか」がテーマ

訪問診療の患者さんはいろいろで、要介護の人も大勢おられます。

一昨年、母を亡くしましたが、がん治療での服薬後、お口の中の乾きや唾液の減少、舌のヒリヒリ感や味覚障害を訴えていました。闘病中も、日常生活の負担を軽くするため、薬の変更をお願いしたりもしました。

また、介護認定には、その判断で曖昧さを感じました。

介護認定の判断はさておき、患者さんの状態により、訪問先で求められるケアの内容は異なります。

どんな場合でも、まずお口のケアの必要性を理解してもらい、お口の中を清潔にしたときの爽快感を実感していただくように心がけています。スポンジブラシや歯ブラシ、ポータブルスケーラーや手用スケーラーによるお口の中の掃除のみならず、嚥下促進訓練やお口の周りの筋肉の運動訓練などもおこなっています。咀嚼しやすい入れ歯の調整もおこなっています。

訪問診療では治療のために歯科医が訪問したり、歯科衛生士がお口の衛生の指導・管理をおこないます。認知度の高まりと誤嚥性肺炎のリスク周知にともない、訪問診療が必要な方はますます増えていくと考えます。患者さんの増加は、求められる内容の多様化につながります。今後、今まで以上にさまざまな取り組みが求められることでしょう。

求められる取り組みに、どう対応していくか……。

私だけでなく、訪問診療をおこなう歯科医にとり、これは大きなテーマになります。その対応を準備し、一歩一歩でも先に進んでいきたいと考えています。

限りある命に、少しでも心地好いお口の環境を提供する……。これも訪問歯科診療の一つのあり方。

(医)明愛会 西島歯科医院院長

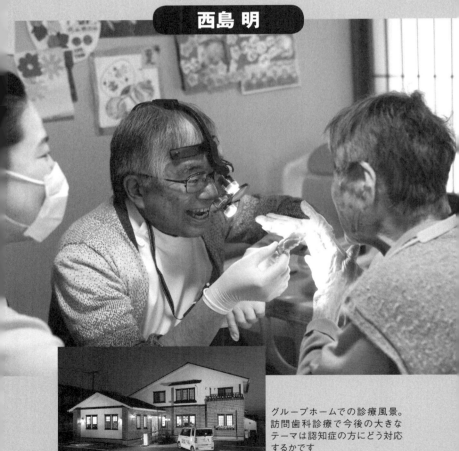

西島 明

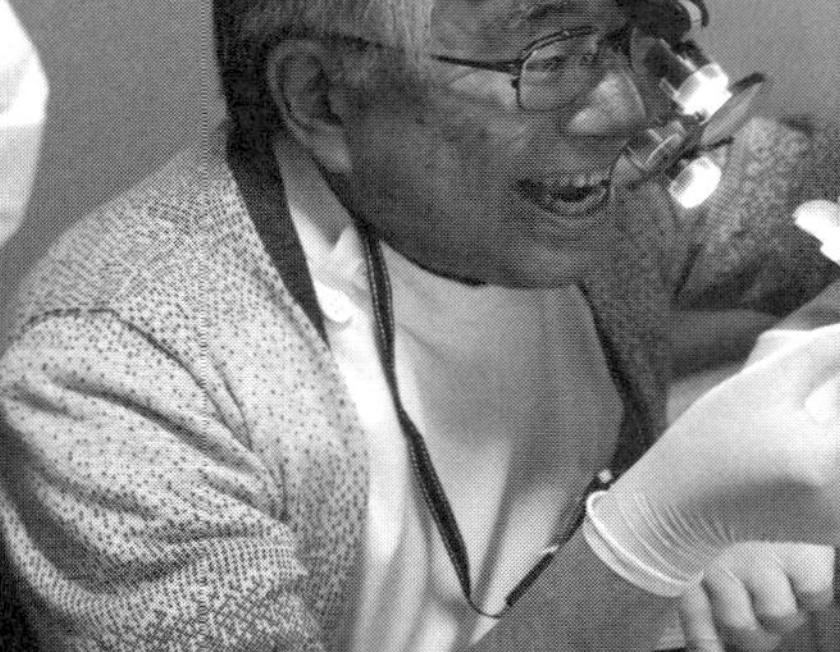

グループホームでの診療風景。訪問歯科診療で今後の大きなテーマは認知症の方にどう対応するかです

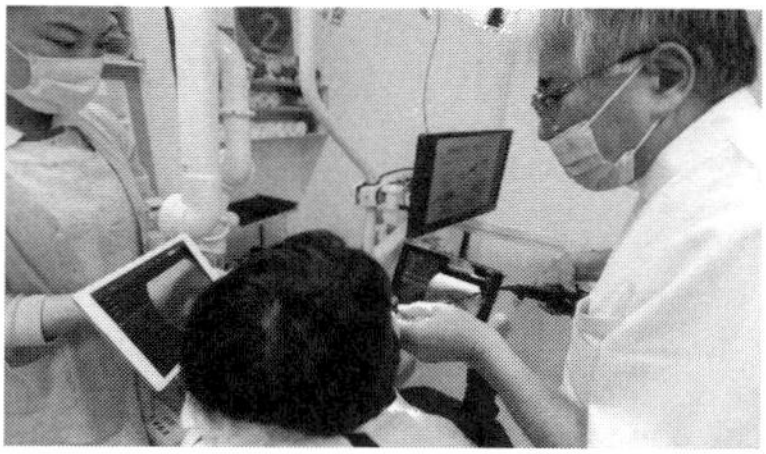
嚥下障害の方への嚥下内視鏡（VE）を活用した診断と治療への応用の場です

歯科医は、摂食・嚥下障害のリハビリにもうまくかかわれる

「訪問で歯科治療にきてくれませんか?」

開院当時（1985年）より、動けない方々から要望がありました。当時は入れ歯の作製や調整がほとんどでしたが、昼休みに訪問歯科診療を少しずつおこなっていました。

歯科医は、子どもたちの成長発育にかかわっています。その歯科医は、いったん落ちた機能を再度向上させるリハビリにもうまくかかわれます。

2008年頃から、訪問診療でも、摂食・嚥下障害への積極的な対応を始めました。福村直毅医師（健和会病院リハビリセンター長）にご指導いただき、VE（嚥下内視鏡）も現在2台目で、無線でiPadに映し出せるエアスコープを利用しています。

VEを使うことで、どういった食形態でどのような姿勢で食べることがより安全か、ビジュアルで説明できます。また、嚥下訓練をおこなうことで、形態や機能の状況の変化が確認できます。最期まで残る食の楽

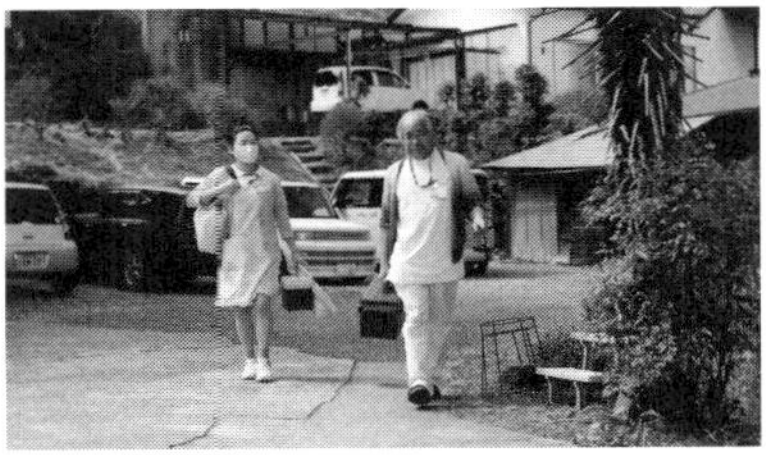
訪問歯科診療に向かっています。今日の患者さんは上手にできるでしょうか？（患者さんは毎日、状態は違います）

しみをサポートするために、当院では必須のアイテムになっています。お口の機能を維持向上させるために、全身のバランスを取るための運動療法も取り入れています。鍼灸治療が有効な場合も多々あります。数年にわたるオーラルディスキネジア（下あごが常に動いて不安定になり、日常生活にも支障をきたす病気）の人が、１カ月足らずで症状が改善することもあります。

身体を支えるのがお口である……。

治療を通じ、認識をこう新たにする経験もよくあります。

健康長寿を全うするには、栄養・運動・社会参加の３つが柱

最近は、要介護状態に至る前段階として、フレイル・プレフレイルが注目されています。身体的な要因、精神・心理的要因、社会的な要因それぞれに起因したフレイルが進むと、要介護状態に進むことになります。

健康長寿を全うするには栄養・運動・社会参加の３つの柱が重要です。

栄養は食べることで支えられ、お口の機能が重要です。そのためフレイルのうちでもいち早く起こってくるオーラルフレイル（お口のフレイル）にどのように対応するかは、今後の健康寿命を左右します。

死因3位の肺炎だけでなく、糖尿病などの生活習慣病をはじめ、全身疾患の多くはお口からの病巣感染という一面も持っています。

限りある命に、少しでも心地好いお口の環境を提供する……。

このことも、訪問歯科診療の一つのあり方と考えます。

本人やご家族が望まれることにできる限り寄り添っていく段階から、リハビリをしっかりおこなってＱＯＬの向上を目指すものまで。さらに、その前の段階として健康寿命を延ばすために。

一人ひとりの方の生涯を通じ、それぞれの状況に応じてのかかわり、健康なときには健康への、フレイルにはフレイルの、要介護状態には要介護への対応をおこなう。そのことで地域のみなさんへの健康寿命の延伸と地域への貢献ができれば幸いです。

訪問歯科診療は、歯科医師の“当たり前”を広く伝えていくこと……。

たなか歯科院長

田中和康

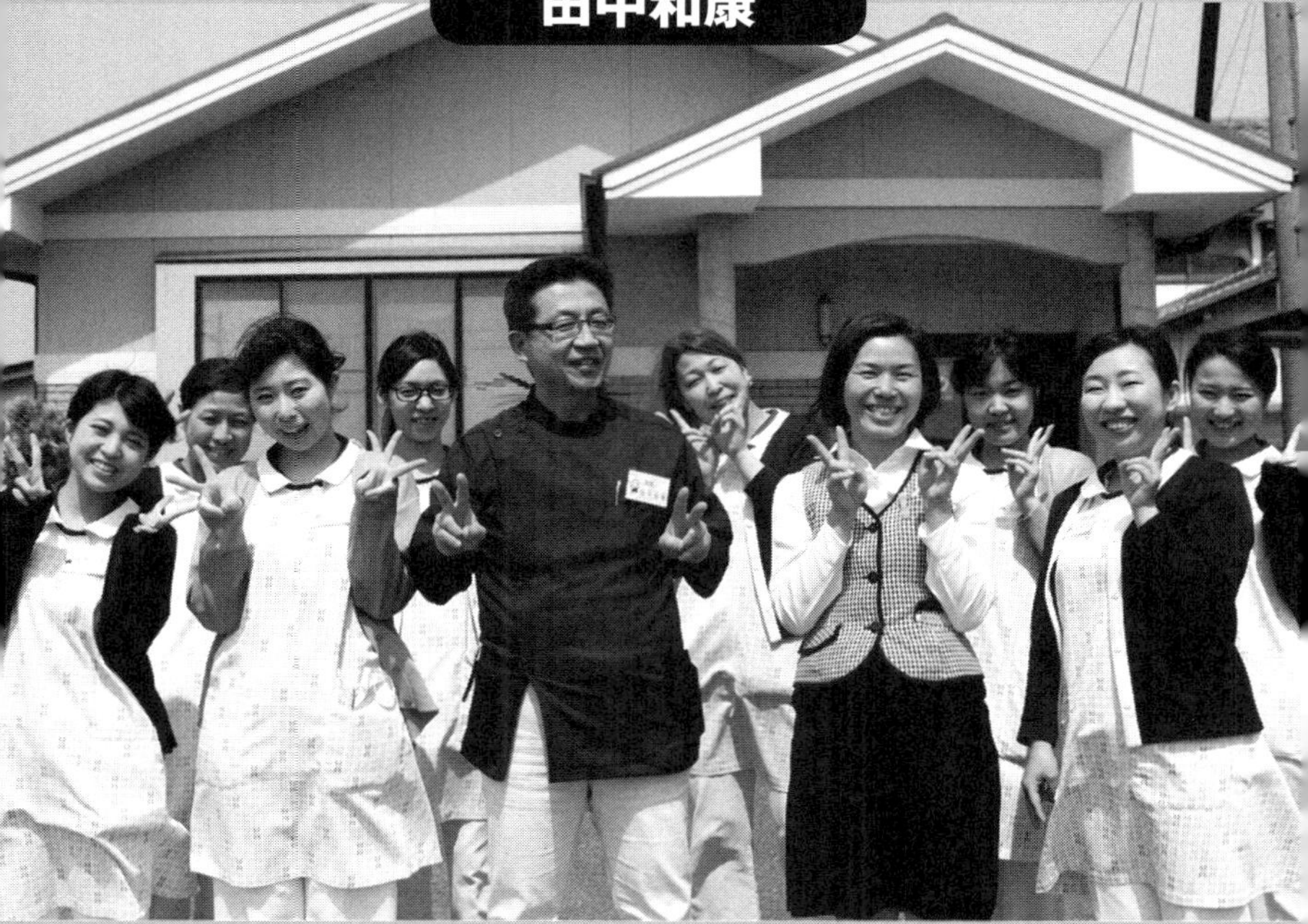

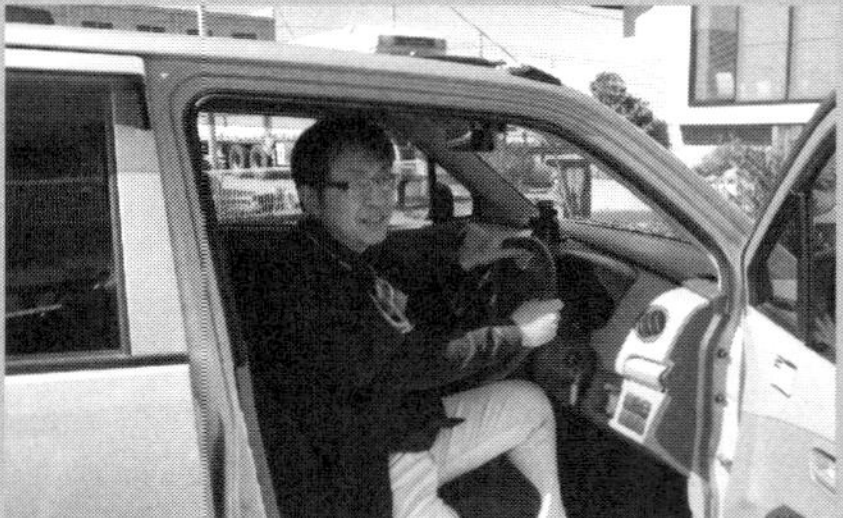

ケアマネジャー・福祉住環境コーディネーターの資格をもち、介護分野にも明るい筆者

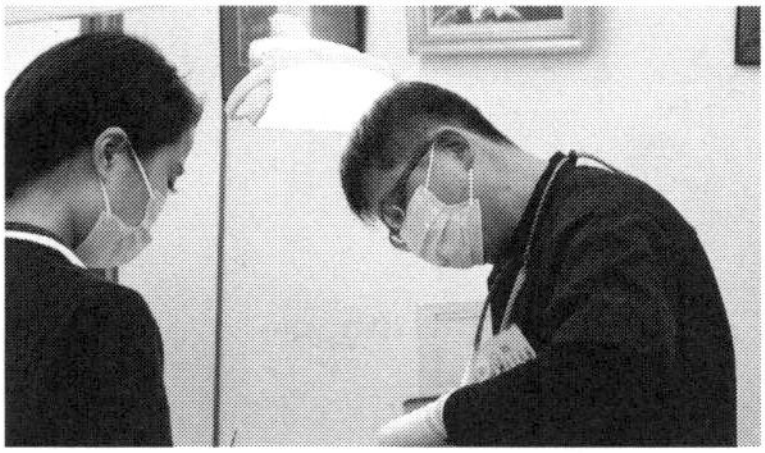

ライフステージに応じた最適の医療を提供するのがモットー

ライフステージに応じた最適の医療を提供する

ライフステージに応じた最適の医療を提供する――。

これが、開院（１９９８年）以来の私の歯科医療のテーマです。

ライフステージの最後に介護を必要とする時期もあります。このときのお口に対する医療が〝適切〟ではなく、残念な最期を迎えている人があまりも多くおられます。

そうした方々にも〝最適〟な歯科医療を提供しようと、訪問歯科診療を開始しました。

訪問歯科診療ではご本人から感謝されることはもちろんですが、ご家族からも予期しないほど感謝されることがあります。訪問歯科診療は、ご本人の食生活や健康状態に好ましい変化をもたらします。その変化が、ご家族との関係にもよい影響を及ぼすのです。

たとえば、一生懸命に語ってくれるのですが、何をいっているのかまったく分からない方がいました。無歯顎（歯がまったくない）なのに、

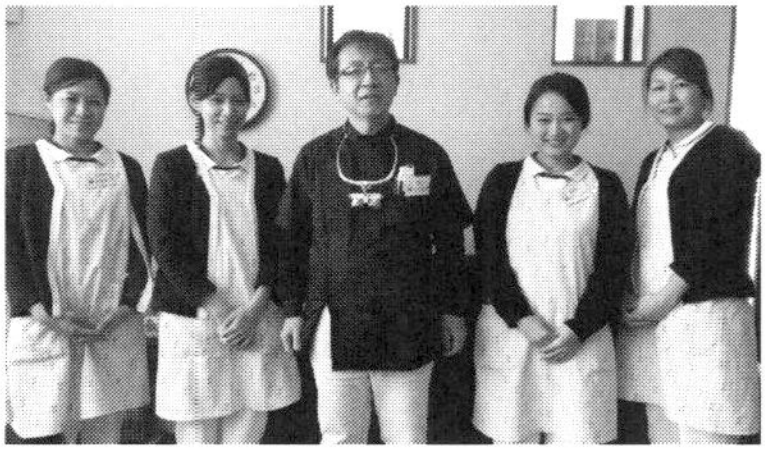

訪問歯科診療は当たり前のこととして広く伝えていきたいですね

入れ歯をしていないためでした。総入れ歯を入れると言葉が明瞭になり、ご家族とのコミュニケーションがうまく取れるようになりました。それまでコミュニケーションが取れずに悩んでいたご家族は、非常に喜ばれました。

また、リハビリを受けてもうまく歩けない方がいました。入れ歯を入れると歩けるようになりました。ご本人も大変驚いていましたが、噛み合わせがリハビリに大きな効果をもたらします。

訪問歯科診療で歯科医師は〝伝道師〟である

超高齢社会で、訪問歯科診療は不可欠の医療です。訪問歯科診療では、ご自宅以外に特養などの施設にうかがうこともあります。

誤嚥性肺炎予防と高いＱＯＬの維持のため、特養などでは施設職員のチーム力と歯科医師との連携が重要になります。

ある特養では毎回、交代で職員が見学、あるいは実地体験をする機会を作っています。職員も当たり前のこととして長期間取り組み続け、県の研究発表で表彰されました。

私の祖母と父も介護を受けた時期がありました。

「嚥下障害で口から食べることは危険です。胃ろうにしましょう」

担当医師からいわれました。しかし、胃ろう造設することなく私たちの適切な医療・介護の元に口から食事をすることができました。

これは私が歯科医師であり、訪問歯科診療をおこなっていたからこそできた〝特殊なこと〟だと思われるかもしれません。しかし、「好きなものを自分の口で食べて欲しい。元気で長生きして欲しい」との願いは、訪問歯科診療を私たちと連携しておこなうことで、実現が可能になってきました。

私たちが〝当たり前〟におこなっていることを広く伝えていくこと……。訪問歯科診療の〝伝道師〟として、これからもこの活動を続けていきます。

今後、要介護度の高い独居の方は増えていくでしょう。訪問診療は欠かせないのです。

アルト歯科・口腔外科院長
長岡俊哉

アルト歯科・口腔外科
訪問診療科長
亀山洋一郎

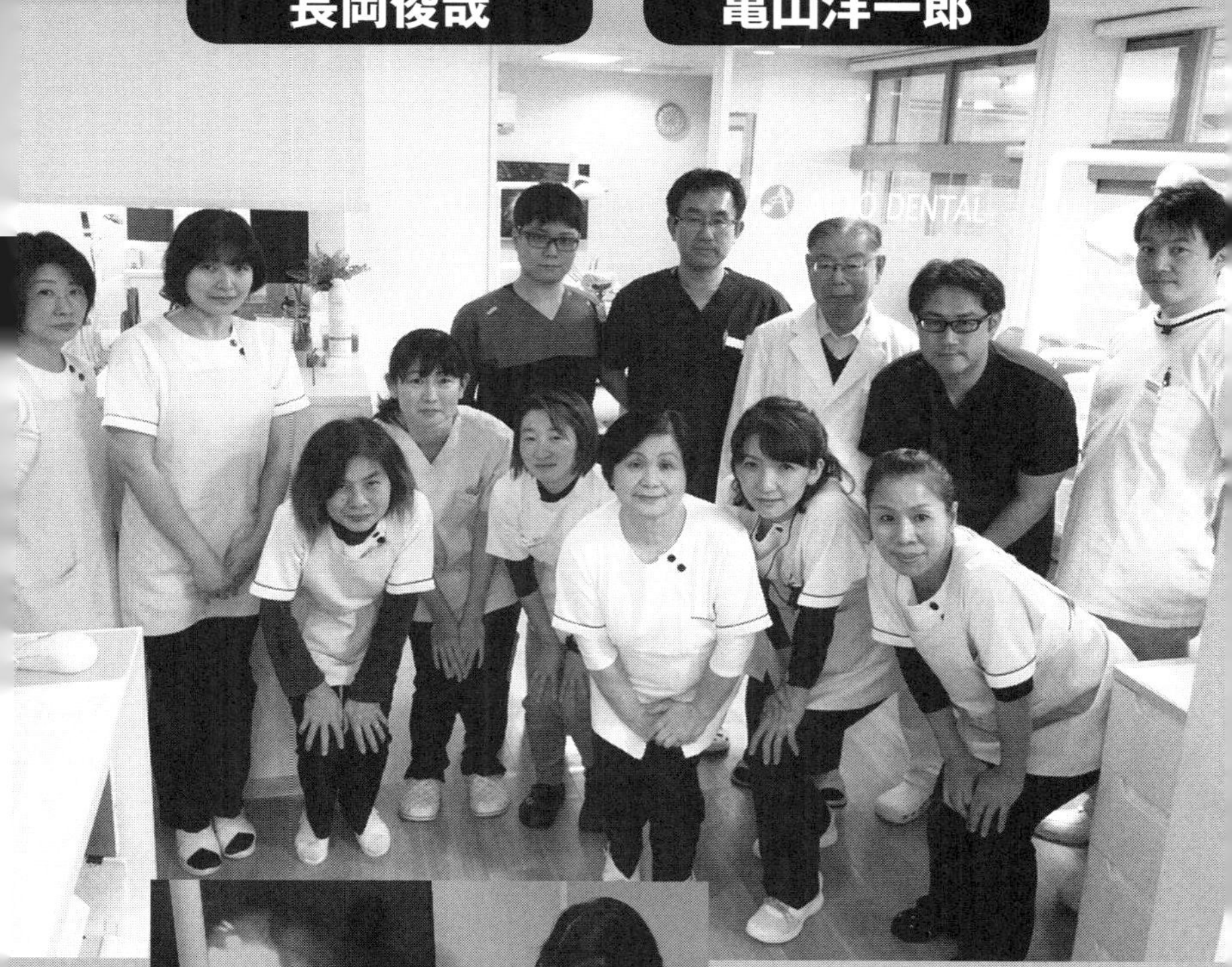

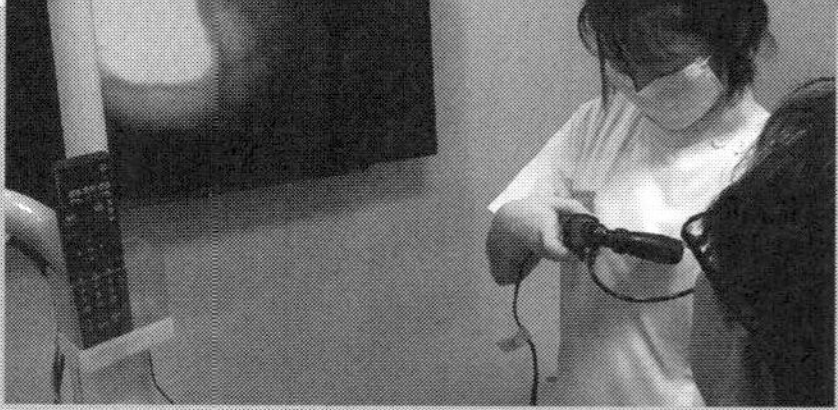

口腔ケアから嚥下内視鏡検査まで訪問診療の最先端を担う診療所です

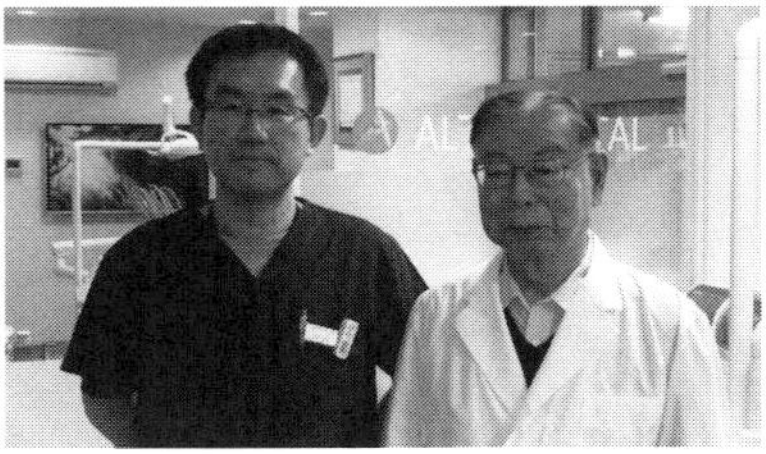

今後、「命と隣り合わせの方」と向き合う訪問診療の重要性は、ますます高まると思います

「歯科医療は愛の仕事！　ＳＭＩＬＥ！」を全員で心がける

アルト歯科・口腔外科の開院は２００２年。「訪問診療を通して、患者さんを終生診療していくことは、医療人としてこの上なく素晴らしいことだ」と感じ、２００８年から訪問診療にも取り組み始めました。

当院では患者さまとそのご家族、施設職員さんやケアマネジャーさん、そして主治医との連携を重視して訪問診療をおこなっています。

お口の機能回復やケアによる口臭防止、誤嚥性肺炎の予防はとても重要です。それと同時に、患者さまのお口のケアの場合、マヒ側に水分が流れると誤嚥を起こしやすいため、マヒのない側を下にした側臥位のケアをおこない、事故のない計らいを心がけています。

重度の歯周病による動揺歯を抜歯して入れ歯を入れたことにより、ご家族と久しぶりにしゃぶしゃぶを食べに行けたと喜んで報告してくださった方がいます。また、口臭をとても気にしておられた方が、ケアをすることにより口臭がなくなり、ご家族と口臭を気にせず会話ができるよ

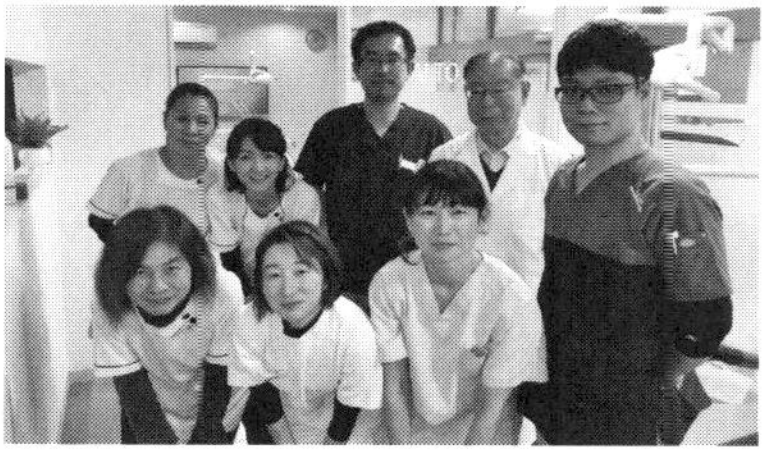
「指先には緊張を！　顔には笑顔を！」を全員で心がけています

うになったと喜んでくださいました。
このように患者さまやそのご家族と信頼関係を築き、感謝の言葉をいただいた時は、口腔環境の改善はもとより、ＱＯＬの向上に一役を担えた喜びを大きく感じます。
当院では摂食嚥下障害により食事が困難な方にも対応しており、摂食嚥下機能のスクリーニング検査をはじめ、必要に応じて内視鏡検査を用いて病態を精査し、その方に合った指導や訓練も実施しております。
「指先には緊張を！　顔には笑顔を！」をチーム全員が心がけ、日々訪問診療に取り組んでいます。

まずは、話し相手になれることを大切に

今後、高齢化社会がひと段落すると、特別養護老人ホームなどの施設は過剰となり、施設の増加は見込めません。したがって、要介護度の高い独居の方は増えると思われ、当然、訪問診療が重要になってきます。

つまり、「命と隣り合わせの方」と向き合う訪問診療の重要性はますます高まる……。私はそう予測しています。

当院の歯科衛生士に、ご主人のお母さんが認知症になられた方がいます。介護保険の実施は2000年4月からですが、実施より以前に居住地のモデルケースとして、その前年から介護サービスを利用されていました。彼女は歯科衛生士教育の指導者としての仕事に従事しながら、介護支援専門員と介護福祉士の勉強をし、家庭、学校、地域でその知識と技術を大いに発揮し、現在は当院の訪問診療で活躍してくれています。

また、私自身も大学1年から6年までの6年間、母とともに曾祖母の介護をおこなった経験があります。家族による介護でのフォローアップ、精神的なケアの大切さを知った貴重な体験でした。

その学びから、歯科診療をしたから「××が○○になった」という過剰な期待をせず、「あなたのことが心配だからおじゃまします。何か私たちにできることはありませんか？　お口のことで困っていませんか？」……と話し相手になれればと思っています。

介護に関するすべての人が より豊かな時間を送るための訪問歯科 それが当院の使命です。

ＯＩＣ訪問歯科診療部院長

錦戸 崇

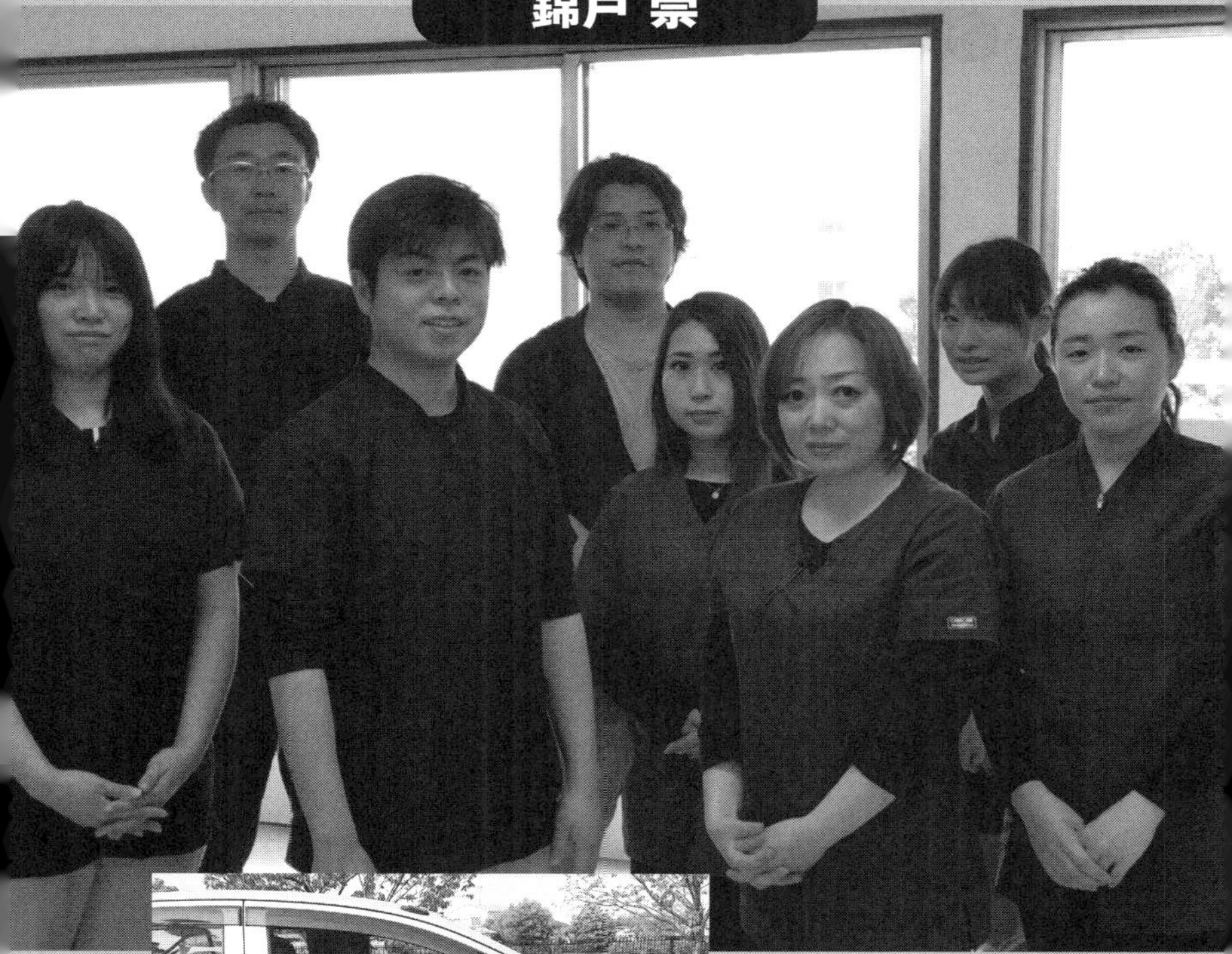

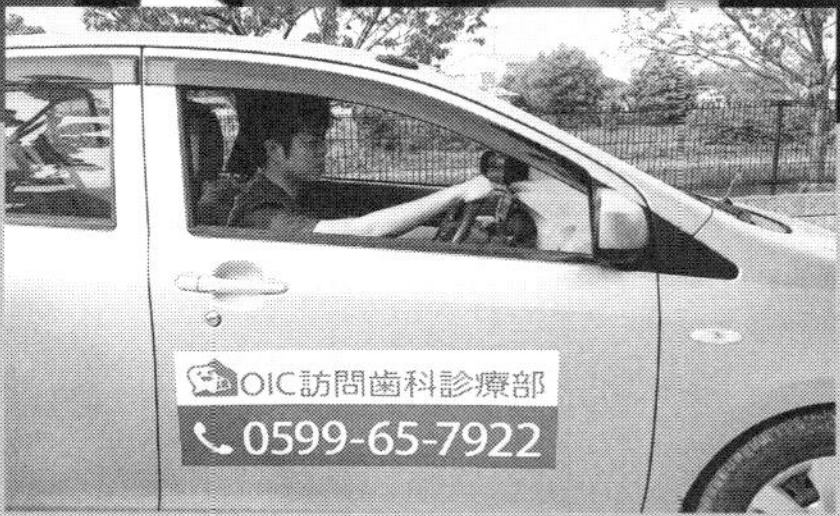

ＯＩＣ訪問歯科診療部スタッフ（上）。訪問が必要な方へ車で移動する筆者（左）

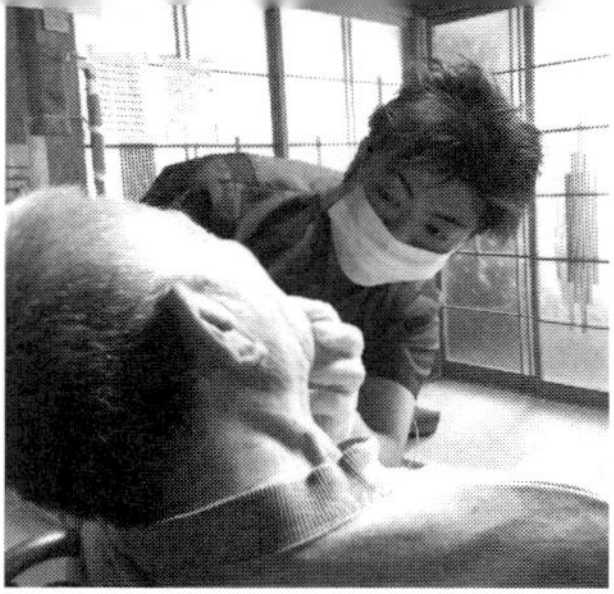
患者さんのご自宅で
治療をしています

訪問歯科を利用したくとも、情報がまったくなかった

当院開院は２０１６年、訪問歯科専門の歯科医院です。

５年ほど前、父が脳梗塞で寝たきりになりました。手足は動かず、ギリギリ意思表示ができるという状態でした。

倒れるまで毎日、父は歯磨きを欠かさず、お口の中はとてもきれいな状態でした。しかし、介護状態になると病院の職員もその他のケアが精一杯で、お口のケアまでは手がまったく回らない状態でした。

発症から数カ月、私も介護にたずさわりました。歯科医としての知識を総動員し、お口のケアやお口への刺激、食事のサポートもおこないました。お口のケアによって、食べることも会話も円滑になりました。

父が介護が必要な状態になったとき、私は他歯科医院の勤務医をしていました。ただ、近くに訪問歯科診療をおこなっている歯科医院の情報がまったくなく、どうすればよいのか五里霧中の状況でした。

その体験と誤嚥性肺炎のリスクから、在宅での歯科的サポートの重要

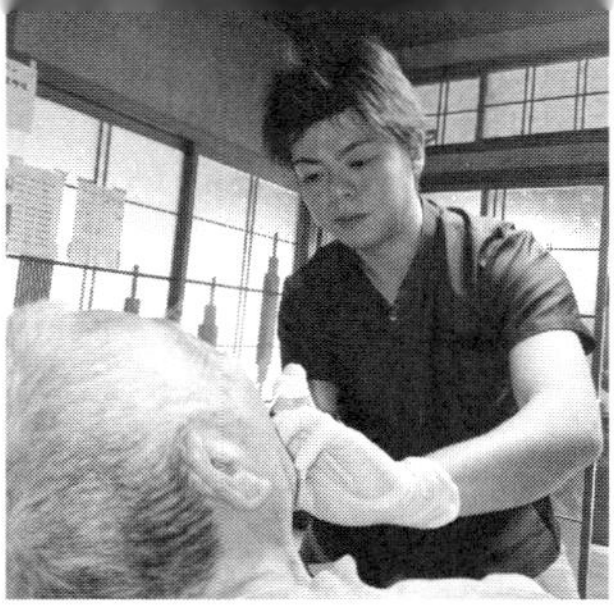

歯科疾患が重症化した患者さんを治療する筆者

性を実感しました。「もっと訪問歯科を知って欲しい、活用して欲しい」という強い思いで、訪問歯科専門歯科医院の開設に踏み切りました。

相談しやすい環境を提供、より多くの人に訪問歯科の認知を

誤嚥性肺炎防止のため、お口の中の細菌を減少させると同時に、唾液の量を増やすことに注目。お口のリハビリにも注力。

これが、当院のお口のケアの特徴です。

お口の中の細菌を極力減らし、正常な細菌数に改善することが重要です。そのためお口のケアをおこなうときは効率的に口から細菌を取り出すことを重視しています。また、歯ブラシだけでは、こびりついた細菌の塊（専門用語でバイオフィルム）は落とせません。患者さんの状態に合わせ、当院ではバイオフィルムを落とすために超音波スケーラーなどの専門器具を積極的に利用しています。

マヒがあり、なかなか水を使えない環境の患者さんもおられます。そ

うした場合、患者さんの都合に合わせ、できる限り訪問回数を増やすように努めています。そうすることでお口のケアの回数も増え、プロフェッショナルケア後は家庭でのお口のケアが大変おこないやすくなります。その結果、健康的なお口の状態を維持しやすくなり、誤嚥性肺炎のリスクを下げることができます。

これからの訪問歯科は、患者さんが自分で食事ができ、会話もできる状態にまで伴走することが重要となってきます。もちろん、要介護度を上昇させないためにも、歯科医院に通院できない患者さんには、訪問歯科による積極的に定期健診と予防処置が必要です。

「自分だけでは歯医者に連れていけなくて、ずっと困ってたんや」

私たちが初日訪問した際に、よく聞く言葉です。

訪問歯科を必要とされる方が気軽に相談しやすい環境を提供し、より多くの人に訪問歯科を認知してもらう。要介護者だけでなく、家族や介護にかかわっているすべての人により豊かな時間を提供する。そうした社会を実現すること、それが私たちＯＩＣ訪問歯科診療部の使命です。

患者さんがもう一度
希望を持つために。
「心」あるクリニックを開設しました。

Kデンタルクリニック理事長・院長

金子尚樹

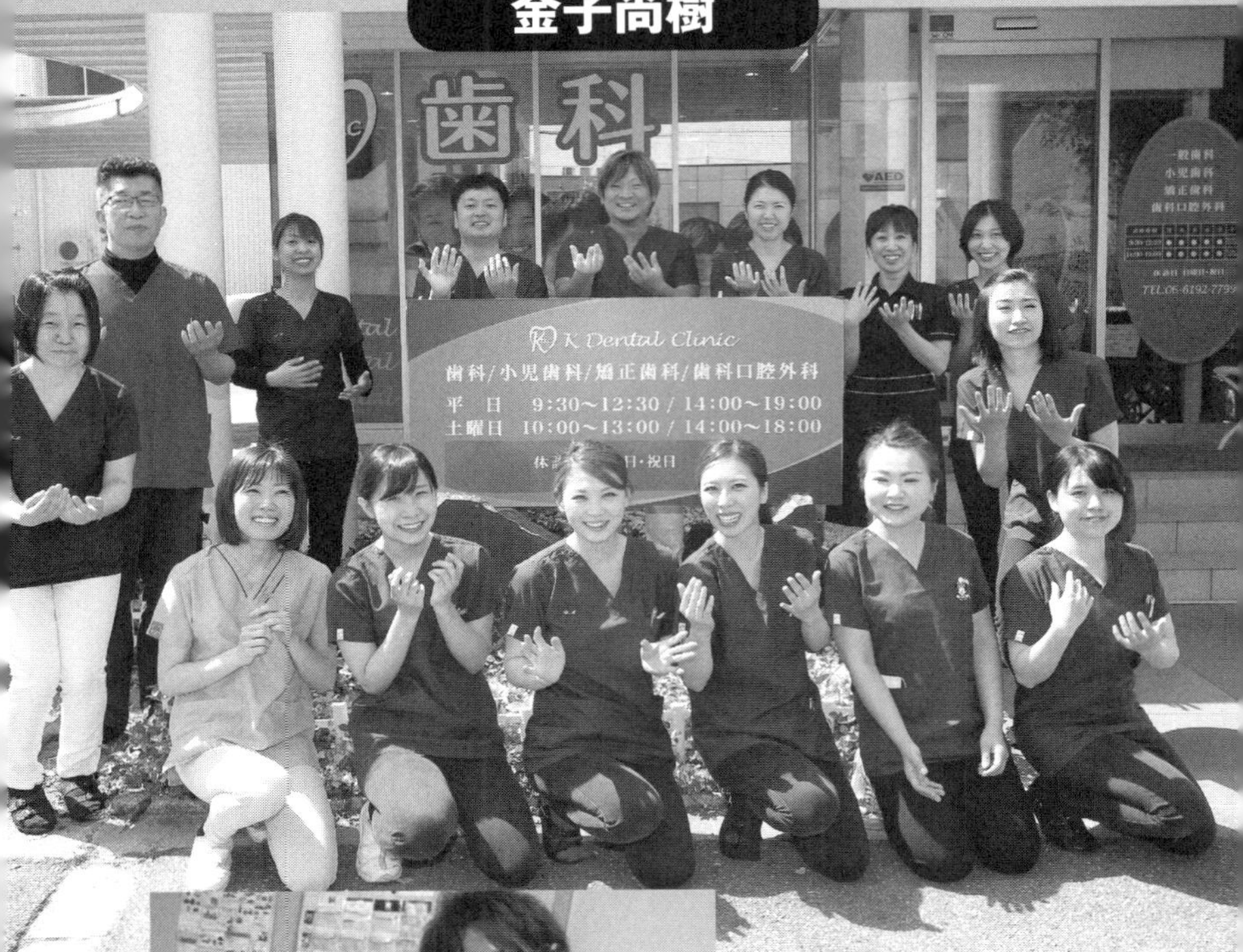
歯科
K Dental Clinic
歯科/小児歯科/矯正歯科/歯科口腔外科
平　日　9:30～12:30 / 14:00～19:00
土曜日　10:00～13:00 / 14:00～18:00

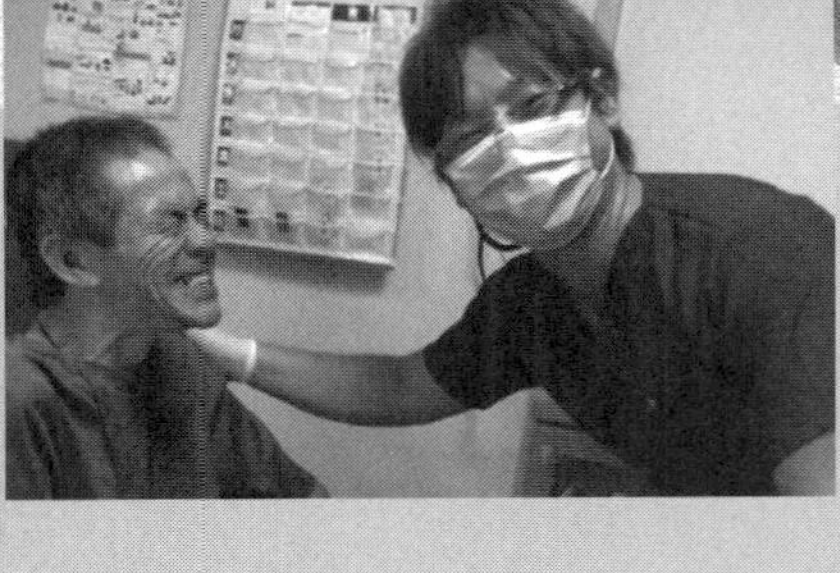

医療人は、元気とコミュニケーションが大切です。そして
One for all, All for one

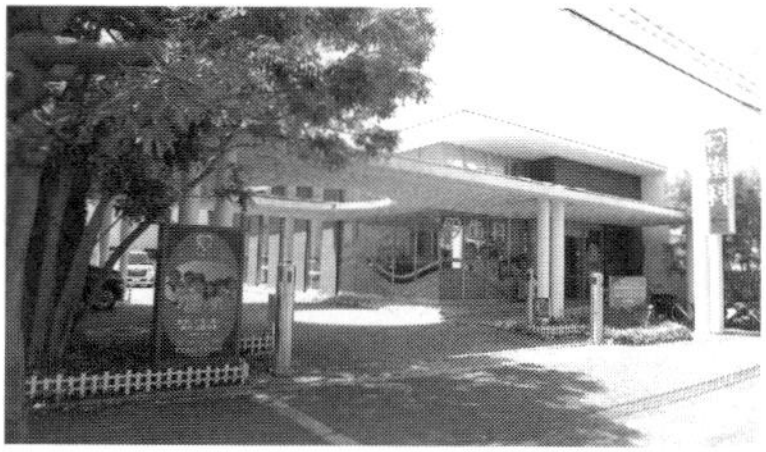

「あの医院は丁寧」というファンに支えられて……。そのコンセプトは「何でもやろう」のオールラウンド主義

祖母の介護時の無念さが、今の私の歯科医人生の原動力

誤嚥性肺炎の予防をはじめとするあらゆる疾患への対応、外来でも訪問診療でも、さまざまな患者さんの期待に応えられる歯科医院へ……。そうした歯科医院作りを目指し、2013年に開院しました。

研修医の時、私の祖母、すま子ばあちゃんが入所していた施設から「むせてばかりで、ご飯を食べなくなった」と連絡がありました。当時、私は嚥下についてはほとんど知識がなく、総入れ歯だったおばあちゃんの歯の具合ばかりに着目していたのです。

祖母は3週間後に亡くなりました。その無念さ、何もしてあげられなかった自分への悔しさが、歯科医人生の原動力となりました。

一つでもできない分野の治療があると、その疾病の患者さんは助けられません。だから、訪問診療をはじめ、すべての治療ができるような歯科医院作りを目指したのです。

訪問診療でも、外来と同じレベルの高度な治療をきっちり提供する。

医科や介護職の方との異業種と連携（コミュニケーションは大切！）をする。お口の中の仕組みを理解していただけるように情報発信を続ける。勤務医ドクターの勉強のため、大学病院などから講師を招いて院内セミナーをおこなう……などです。

認知症や高齢者では、歯だけでなく全体を見ることが大切

いろいろな場面で喜びや、やりがいを感じます。入れ歯の調整や作製が予定通りにうまくいって咀嚼・嚥下が改善していったときや、最初は歯科医さんだから怖いと思っていたけど、訪問にやっと慣れて「一日の中で歯医者さんがくる時間が一番の楽しみ」といっていただいたときなど、喜びとやりがいを感じます。

訪問診療ではまず全身の状態、服用中の薬、既往歴などの情報と生活状況を確認し、キーパーソンやケアマネなどとの連携を確認し、そしてお口の中を診査し、治療計画やお口のケア計画を説明します。

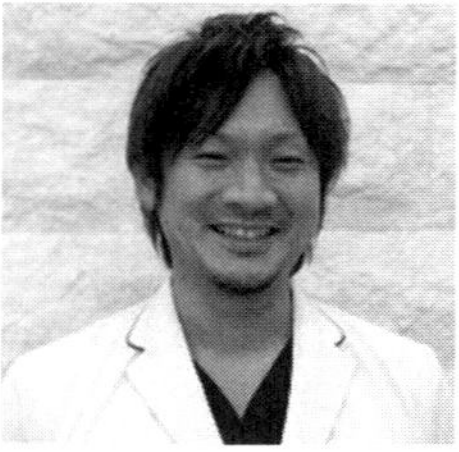

さまざまなご要望やお悩みをうかがっております。丁寧なカウンセリングとコミュニケーションに重きをおいた歯科医院です

嚥下機能を確認しつつ、きれいな唾液をしっかり飲み込めているかをチェックし、セルフケアの歯磨き指導などに重点を置いています。必要があれば、VE（嚥下内視鏡検査）もおこないます。誤嚥性肺炎予防のためのお口のケアでは、吸引器はもちろんのことパルスオキシメーター等も活用しています。また、ブラシの交換も怠りません。

高齢者では残根歯が多く、歯周病が多数歯に罹患しています。動揺歯や欠損歯の増加による咬合の不安定が増加しているため、摂食問題への対応が必要となります。噛めないことに関連する認知症の増加が、大きな問題となっています。

私たちも認知症や高齢者の特性をもっと勉強し、歯だけでなく、全体（木をみて、森もみる）をみることが大切と考えています。お口の内外を問わず患者さんの話に耳を傾け、症状を理解するよう努力し続けること。寄り添うということ。「心ある診療」を続けること……。

「家族（すま子ばあちゃん）のように身近に思うこと！」

私が大事に思い、心に刻んでいることです。

すべての人が最後の晩餐を楽しみ、安らかに生をまっとうできるように、お口のサポートと食介護を。

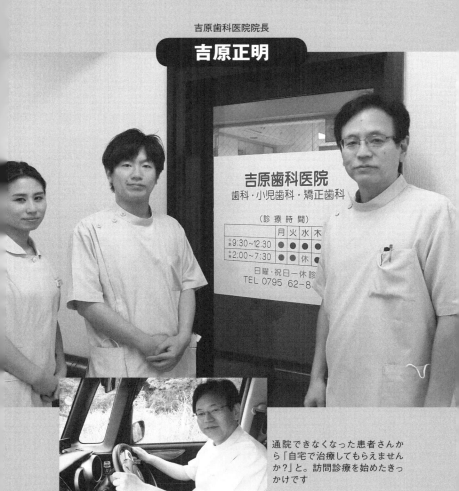

吉原歯科医院院長

吉原正明

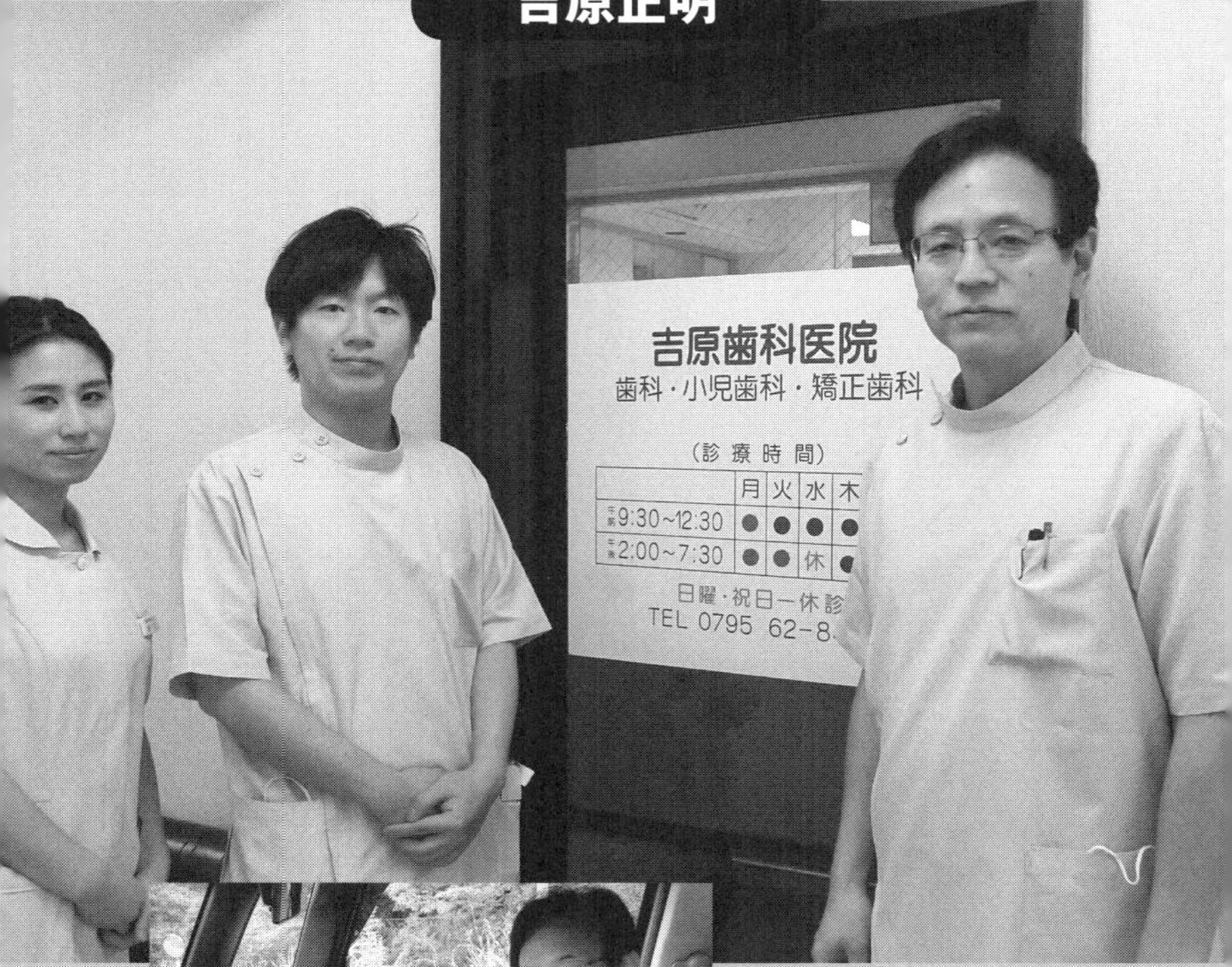

通院できなくなった患者さんから「自宅で治療してもらえませんか？」と。訪問診療を始めたきっかけです

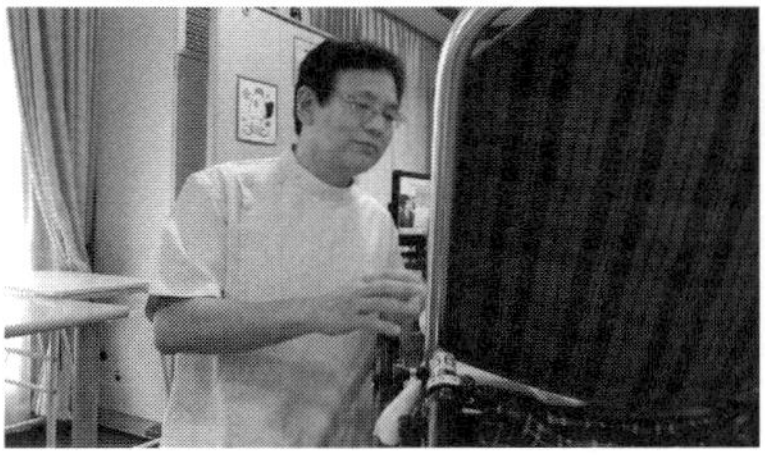

患者さんが安心して食べられるようにサポートをしていきたいのです

お口の機能が低下すると、「負のスパイラル」に陥る

人が最後まで尊厳を持ったまま生きるためには、食べる楽しみをなくさないことが大切。単なる栄養の摂取ではなく、「自分の口で大好きな食べ物を食べられるようになりたい」という望みをかなえることが訪問歯科の目的といえる……。

この考えのもと、在宅歯科診療の三つの柱である「むし歯や歯周病などの歯科診療」「お口の中の汚れ・細菌を取り除くお口のケア」「お口の機能や摂食・嚥下機能を維持するためのリハビリ」で、患者さんが安心して食べられるようサポートしてきました。

「自宅で治療してもらえませんか?」

私の訪問診療は、26年前（開院2年後）の患者さんのこのひと言がきっかけです。ずっと治療に通ってくれていた患者さんが病気で通院できなくなり、こう依頼されたのです。

その翌年、同じような依頼で、特老に歯科治療にいくようになりまし

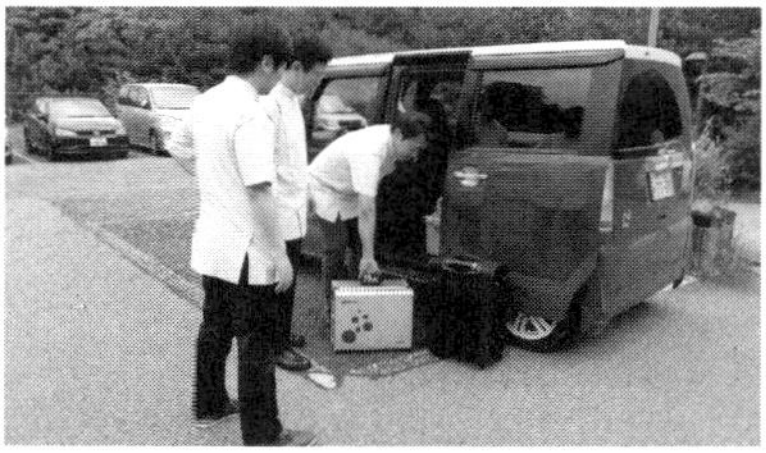

人が最後まで尊厳を持って生きるためには、食べる楽しみをなくさないことが大切です

た。このとき、入所されている人たちのお口の中を検診し、ショックを受けました。あまりにもひどい状態だったからです。

お口の機能が低下すると、誤嚥性肺炎や感染しやすくなって全身疾患にかかりやすくなったり、むし歯や歯周病になったりします。そこから、さらにお口の機能が低下する「負のスパイラル」に陥ります。

「食べられる喜び」をあきらめないでください

「食べられる口」を作り、維持していく……。これこそ、お口のケア（治療と衛生面のケア）の大きな目的です。

健康な人はよく「最後の晩餐、何を食べる?」などといって好物を挙げたりします。でも、現実は違います、「最後の晩餐」は亡くなる直前ではありません。自然死で亡くなる場合も、数日は口からの食事や水分補給などを徐々に断って逝かれるのがほとんどで、それがとても自然なことです。

食べたいし、本当は食べられるのに、原因を突き止めずに放置し、食べる機能が低下してしまう人がいます。医療の判断で「食べられるのに食べられない」とされ、不適切に食事を禁止されたまま、食べるためのケアを受けられない人もいます。入院前は食事ができていたのに、退院後は食べられなくなってしまう人もいます。

すると、自分ではそんなつもりはなかったのに、「最後の晩餐」は終わっていて、今はそれどころではない状態になってしまいます。

食べられないのは恐怖です。最後まで、食べる喜びをあきらめないで欲しいと思います。

スプーン1杯の水でもよいのです。まったく食べられない状態から、ほんの少しでも食べられる状態になったら希望の光が見え、命がつながる気持ちが湧き、一歩先を見て生きることができます。

すべての人が最後の晩餐を楽しみ、安らかに生をまっとうできる……。いうほどたやすいことではありませんが、今後とも、訪問診療でそうしたお口のケアや食介護のサポートをしていきたいと思っています。

患者さんの症状、全身状態を考慮し、一生を通じてお口のケアを継続する。それが訪問歯科医の使命です。

にき歯科医院院長

二木由峰

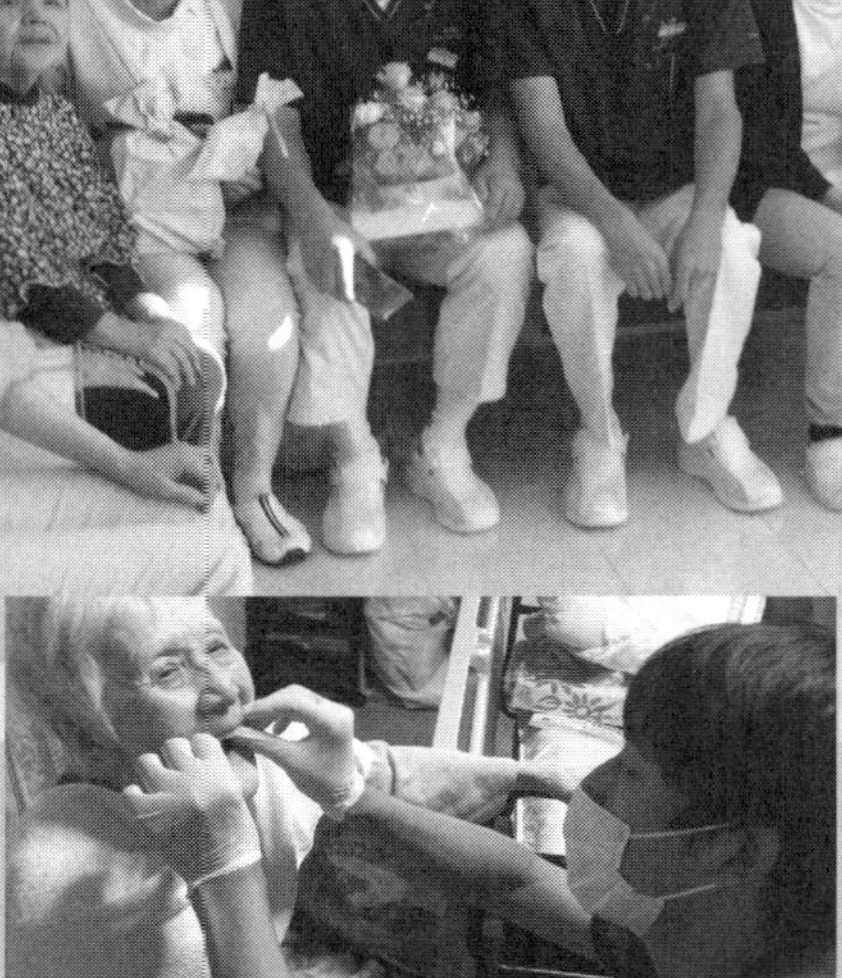

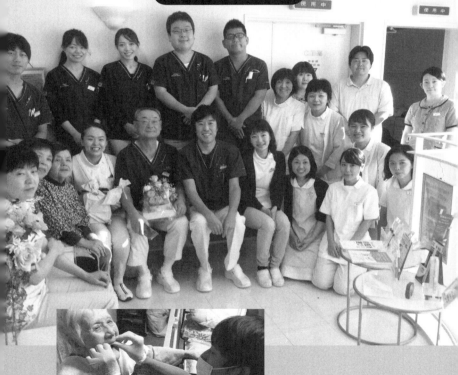

当院の元気で明るいスタッフたち。左は、訪問診療で入れ歯の調整をしているところ

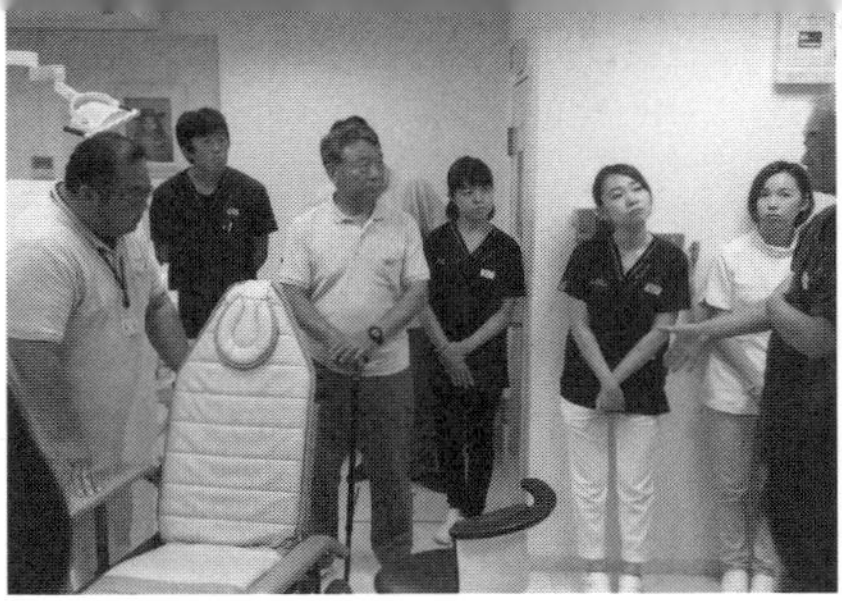

介護実習も定期的におこなっています。右端が筆者

全スタッフがチームとして、継続的なお口のケアをおこなう

開院は1983年で、35年になります。医院での診療のかたわら、日本大学の臨床教授も務めています。

訪問診療のきっかけは、たまたま病院から依頼があったことでした。その病院には、それまで外来で治療してきた患者さんがたくさん入院されていました。歯科治療で困っておられる現実を目の当たりにし、訪問歯科診療の必要性を痛感しました。

外来診療の高齢化により、通院困難となる患者さんの絶望的なお口の管理をおこなうため、訪問診療に取り組み始めました。また、地域の高齢化に対応し、要望が多くあったため、訪問診療を拡大しました。

患者さんやご家族から感謝されること……。

それが、訪問診療の最大の喜びです。お口の機能の改善（歯科治療、補綴＝入れ歯等を含む）により、全身状態の改善が見られたとき（認知症の症状改善等）、やりがいを感じます。

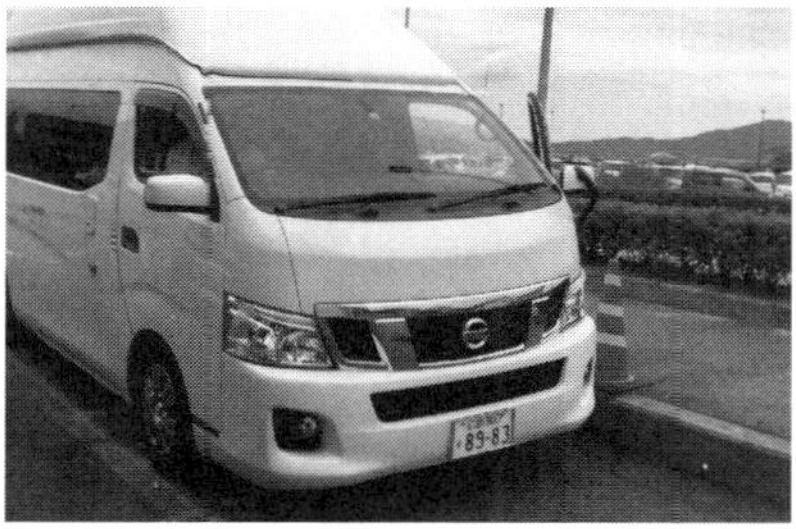

当院は訪問診療車3台を持ち、ドライバーが6人います。歯科医師は常勤4名、非常勤10名ほどが在籍しており、訪問診療の依頼があれば迅速に対応できる態勢を整えています。また、訪問診療以外に送迎車2台を稼動させています（軽度の通院困難な患者さんに対応）。

こうした態勢は歯科医、歯科衛生士、スタッフがチームとして、継続的なお口のケアをおこなうためです。患者さんの症状、全身状態を考慮し、一生を通じてお口のケアを継続していくことを最大の目標としています。

誤嚥性肺炎予防と並び、お口のケアでは認知症の症状改善も

お口のケアでは、基本的なケアの道具（歯ブラシ、歯肉ブラシ、スポンジブラシ）を、患者さん一人ひとりの使用として対応しており、使い捨てを基本としています。また、その他基本セット、バキューム、切削道具については滅菌処置を徹底管理し、感染症の予防に留意しています。

マヒ等のある患者さんに対しては、ケアをおこなう際、ポジショニング（姿勢）について、患者さんの姿勢が難しくならないように気をつけています。マヒ側の食べ物のカスに注意してケアをおこないますが、筋マッサージ等のリハビリに力を入れるようにしています。

お口のケアは誤嚥性肺炎が大きなテーマですが、私は認知症の症状改善にも注目しています。というのは、認知症が進行した患者さんを訪問診療したときの強烈な印象があるからです。

この患者さんは、まったく歯がありませんでした。お口のケアを根気よく継続的におこない、上下の総入れ歯を装着しました。そのことによって摂食状態が改善され、固いものが食べられるようになりました。また、それまでの徘徊や暴力等の症状が改善し、ご家族の負担も軽減しました。この方のケースは、今も頭に残っています。

今後、歯科診療は在宅での訪問歯科が中心になっていくと思われます。なかでもオーラルフレイル（お口のフレイル）、介護予防の視点からの歯科診療が求められる時代になっていくと考えています。

自宅での看取りが増えるこれから。誤嚥性肺炎の予防ケアと、お口から食べられる支援が重要に。

白石歯科医院院長
白石 亨

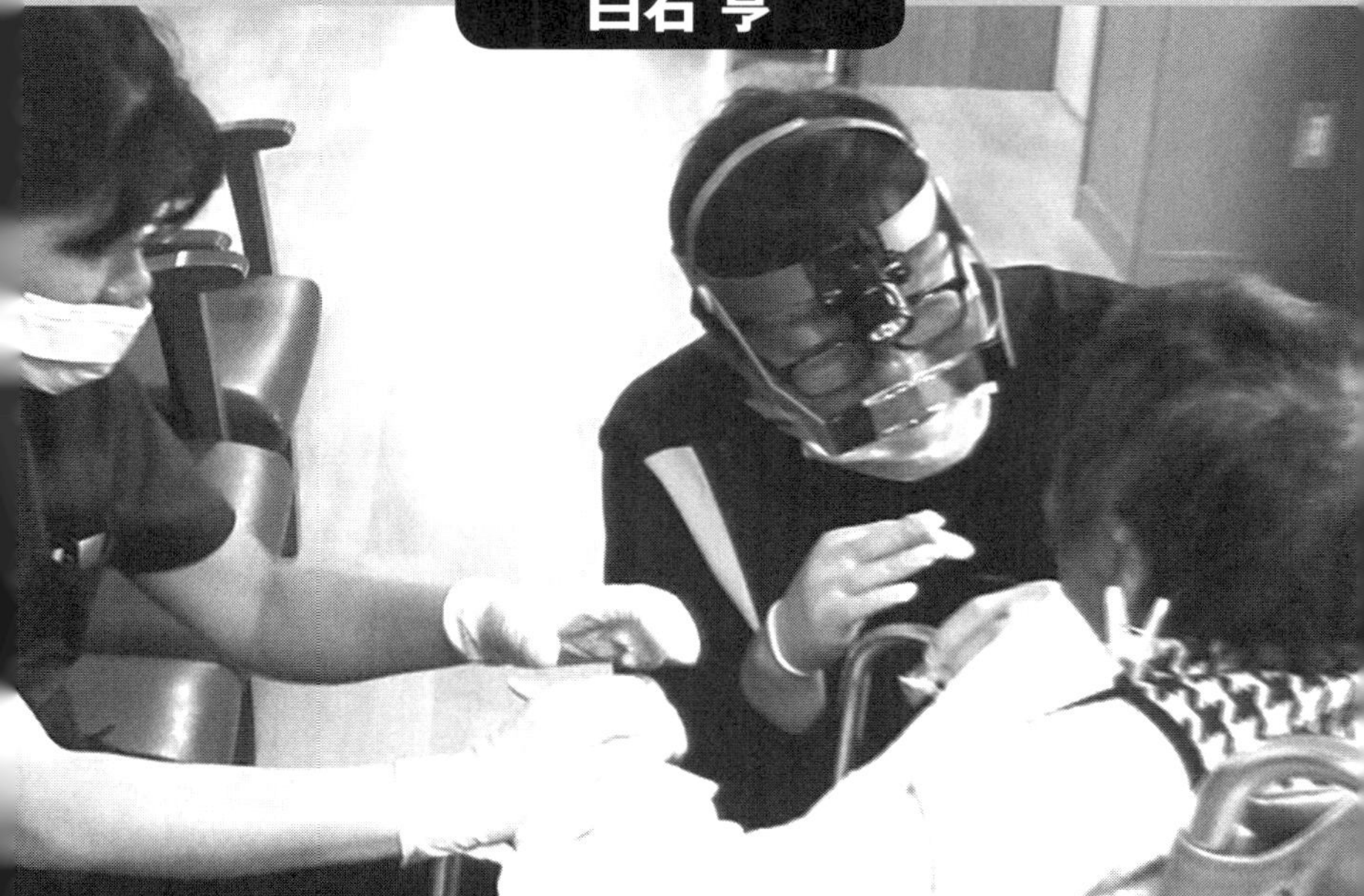

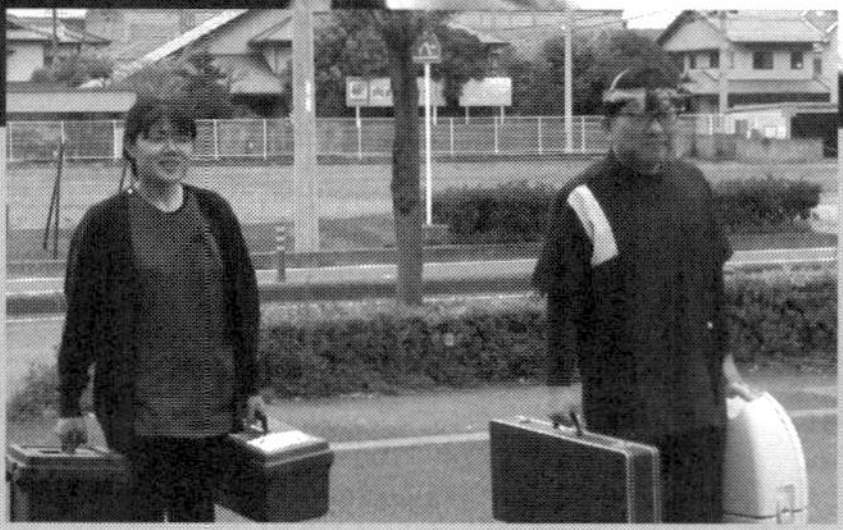

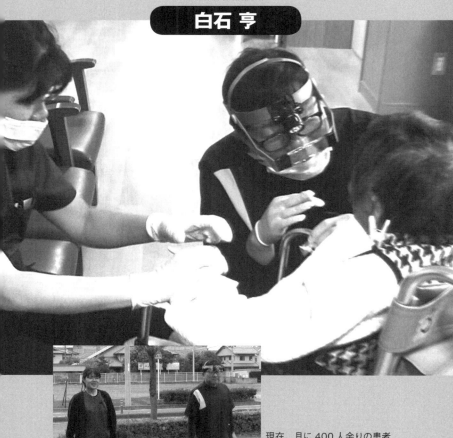

現在、月に400人余りの患者さんを訪問しています

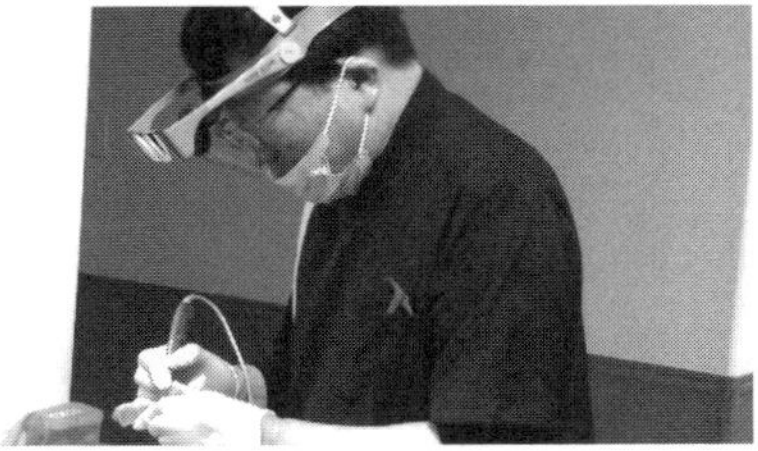

入れ歯の調整中です

重度のトラブルでは、お口のケア以外の総合的な治療が必要

当院の開院は1991年です。2000年頃、外来患者さんのお母さんの入れ歯作製の依頼がありました。ご自宅にうかがい、その後は施設で診療をおこないました。それ以来、今では在宅も施設の訪問診療件数も増えて4～104歳までの患者さんを月に400人余り、訪問しています。10年以上訪問している方もいます。また、エンゼルケアと言って、亡くなった方の口のケアや義歯を入れています。

訪問診療にうかがう前、口からまったく食べられなかった患者さんがいました。訪問診療を根気よく継続した結果、少量の食事（栄養）でも、口から食べられるようになりました。患者さんは笑顔を浮かべ、ご家族もその様子を嬉しそうにされたものです。その笑顔を拝見しながらやりがいを感じるとともに、訪問診療の意義を再確認したものです。

お口のトラブルが重度の場合、お口のケアだけでは食べられるようになることや、しゃべれるようになることは不可能です。お口のリハビリ

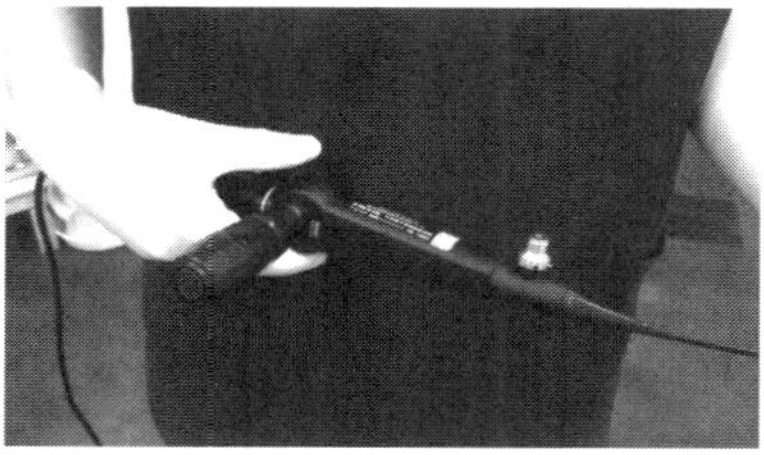

嚥下内視鏡検査（VE 検査）もおこないます

や食べ物による直接訓練や内視鏡による検査、入れ歯の調整・作製（PAPを含め）、栄養改善など、総合的なケアが必要です。

施設入所者の訪問診療で、お口のケアに目覚める

私がお口のケアに目覚めたのは、ある施設での体験がきっかけです。その頃は口腔ケアという言葉も知られてなく、食べられない人に歯ブラシをするという発想が、そもそもありません。「口臭がひどいので、診ていただけませんか」。これが施設からの依頼でしたが、その方は経鼻栄養の患者さんでした。下あごの臼歯部分が血餅で覆われ、悲惨なものでした。この経験が、お口のケアに目覚めるきっかけになりました。

お口のケアは、すべての患者さんでおこなっています。誤嚥性肺炎予防のためのお口の衛生はもちろん、お口のリハビリを考え、咽頭ケアや吸引もおこなっています。マヒや全身状態を考え、ターミナルケアも含めて内容や時間を考慮しています。マヒのある患者さんに対しては、マ

ヒの左右差を十分に把握し、体位や頸部の角度を考慮しています。当然、脱感作のため、体幹の末梢から触っていくようにしています。お口のケアでは、各種のブラシ類、アイス棒（緑茶）、吸引器、ＩＣＵブラシ、モアブラシ、舌ブラシ等を利用しています。

開業する前、私は大学病院の麻酔科に勤務していました。父が胃がんになり、私のいる病院でターミナルケアを受けたのです。当時はお口のケアのことも知らず、父には最後まで食べさせることができませんでした。最後は、私が気管内挿管して人工呼吸器につなぎました。今とは真逆のケアです。当時を思い出すと、残念な気持ちで一杯です。その頃は病気を治すことだけにすべての医療は向いていたのです。がんの手術が成功したにも関わらず、自殺された患者さんも経験しました。

超高齢社会になり、自宅での看取りが増えると思います。患者さんは、家で亡くなりたいと思っているのではなく、亡くなるまで家で生きたいということを望んでいます。私は、その一つの担い手として、今後も患者さんの笑顔を励みとして訪問歯科治療に従事したいと思います。

「歯合わせ（しあわせ）づくり」のため、患者さんとの出会いを大切に、その人に合ったその人の望む治療を。

やすもと歯科医院院長

安元和雄

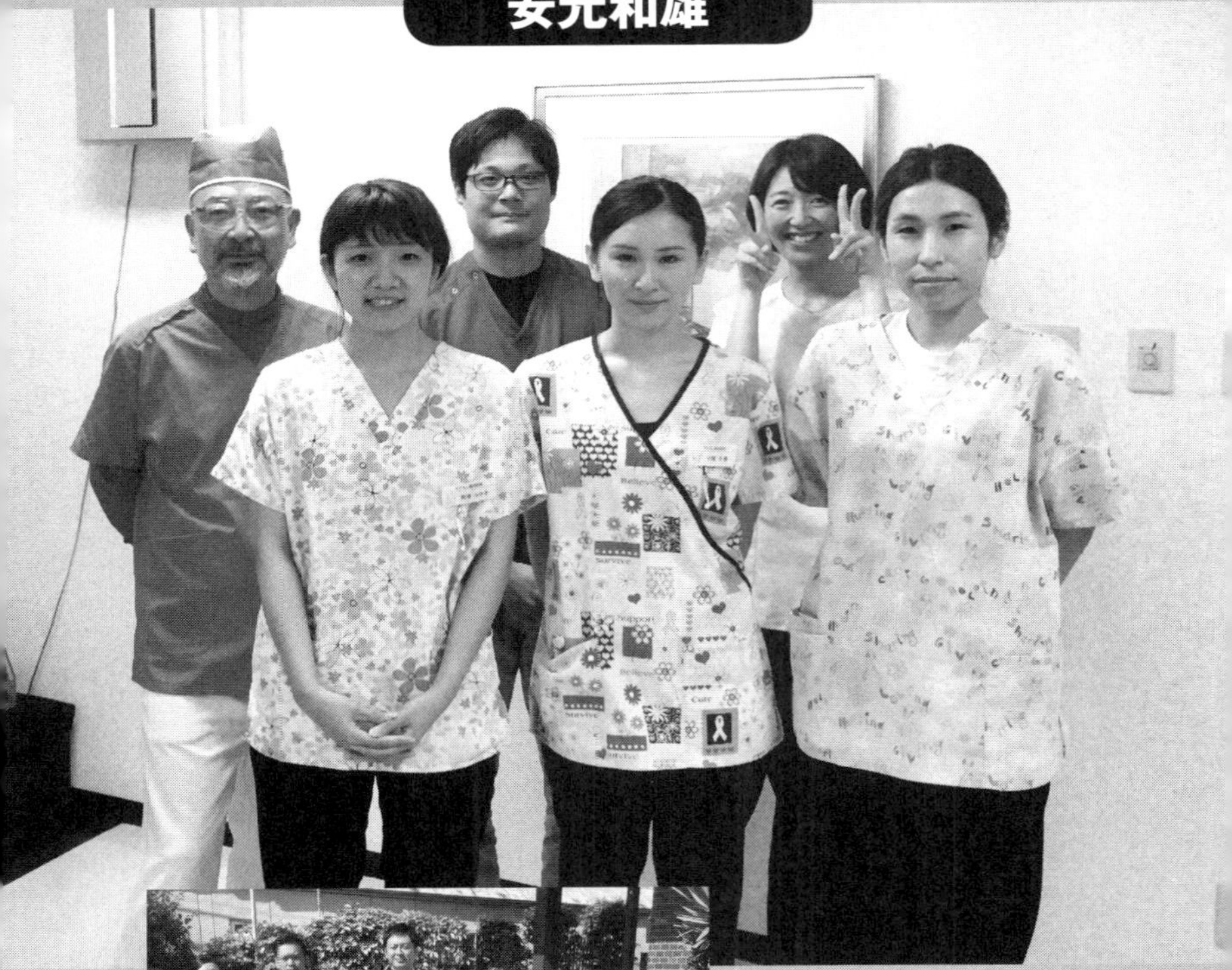

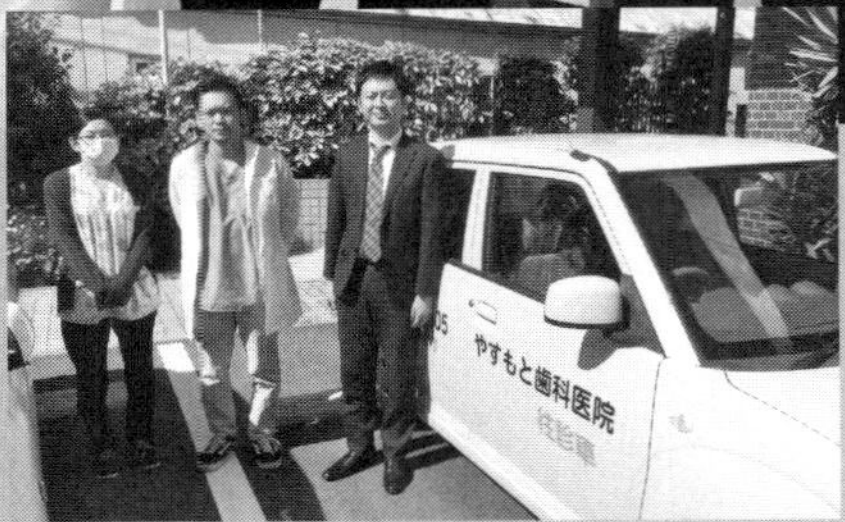

歯科医療は、シームレスでずっとかかわり続けることが大切。訪問診療は「診察室の延長」なのです

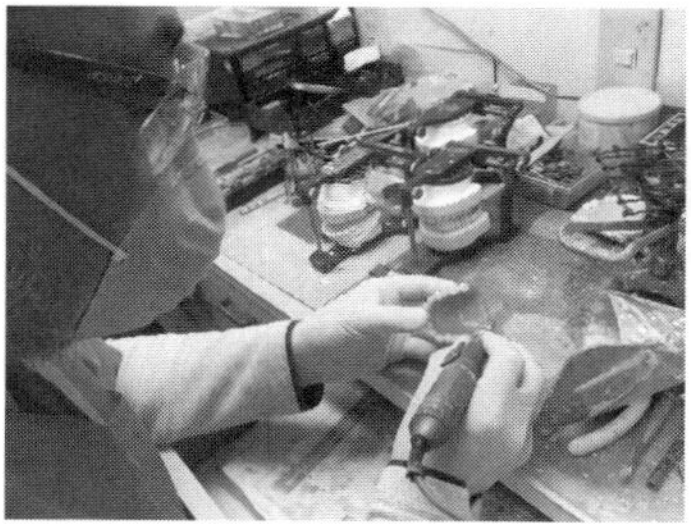

装着前の義歯調整をする筆者。歯科補綴指導医でもあり、入れ歯のスペシャリスト

「診療室の延長」という意識で、シームレスな医療を目指す

当院は、開院（１９８９年）よりほぼ30年を迎えました。それにともない、以前から通院してくださっている患者さんたちも高齢化しました。通院が難しくなったそうした人たちから、「何とか訪問診療を」という依頼があり、私もその必要性を強く感じて訪問診療を開始しました。

歯科医療は、シームレスでずっとかかわり続けることが大切だと思っています。訪問歯科診療も、訪問診療で取り組むというより、「診療室の延長」という意識が強くあります。

健康なときからお口のケアをしておかないと、お口の中が滅茶苦茶な状況になってしまいます。介護が必要になったときにお口がそうした状況だと、いくらお口のケアが大切で必要といっても、実際問題としてはケアができなくなってしまいます。

定期的なお口のケアの大切さを理解していただこうとしても、患者さんやご家族から「先生、もうこれでいいですよ」と断られるケースも少

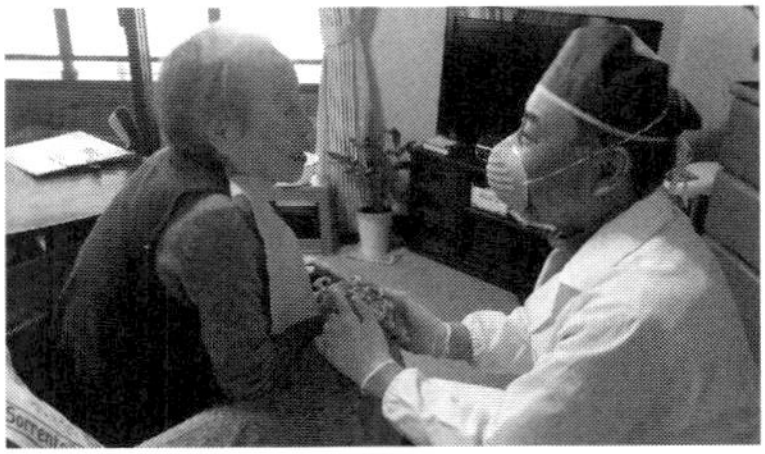

最近では、患者さんをはじめ周囲の皆さんを含めて、多くの方が定期的なお口のケアの大切さを理解されるようになってきました

なくありませんでした。

「お口のケアって大切なんですね」

最近になり、こういっていただけるケースが増えています。背景には、誤嚥性肺炎の怖さ、お口で食べることの大切さ、脳梗塞でのお口のケアの重要性を訴えるテレビの影響があると思っています。

噛めなくなった人が、訪問診療で自分のお口で噛めて食べられるようになるまで回復する……。可能であれば、そこまで実現できればと思っています。

「歯合わせ（しあわせ）づくり」のために、他業種との連携を

歯合わせ（しあわせ）づくり……。

外来でも訪問診療でも、私は歯科医師の仕事をこう考えています。実現するためには、歯科医師と歯科衛生士だけでは限界があります。

訪問診療にうかがっているお宅には、「連絡ノート」のようなものを

置いています。ケアマネさんとか、ソーシャルワーカーさんとかが見てもわかるように、情報交換と共有化をはかっています。

介入前と介入後のお口の中の変化は、言葉では伝わりません。情報交換と共有化では、iPadなどの画像による「見える化」が重要な要素だと考えています。

今後、他業種連携および地域連携が重要になっていきます。地域包括ケアシステムの中で、「歯合わせづくり」のために、より患者さんの状態・状況に合わせた歯科の対応が必要になっていくと考えています。

実は、私の祖父が脳梗塞で倒れ、介護が必要になったことがあります。入れ歯も使えず、経鼻栄養になりましたが、私は、ほとんど何もできませんでした。

そのときの経験から、お口の中のケアの必要性について、病院の医療職や介護職の方たちとはいろいろお話をさせていただいています。こうしたことも、「歯合わせづくり」に少しでも貢献できればという私の気持ちのあらわれです。

誤嚥性肺炎の予防と摂食機能の低下による食支援が、訪問歯科医療の重要な位置に。

北村歯科医院院長
服部信一

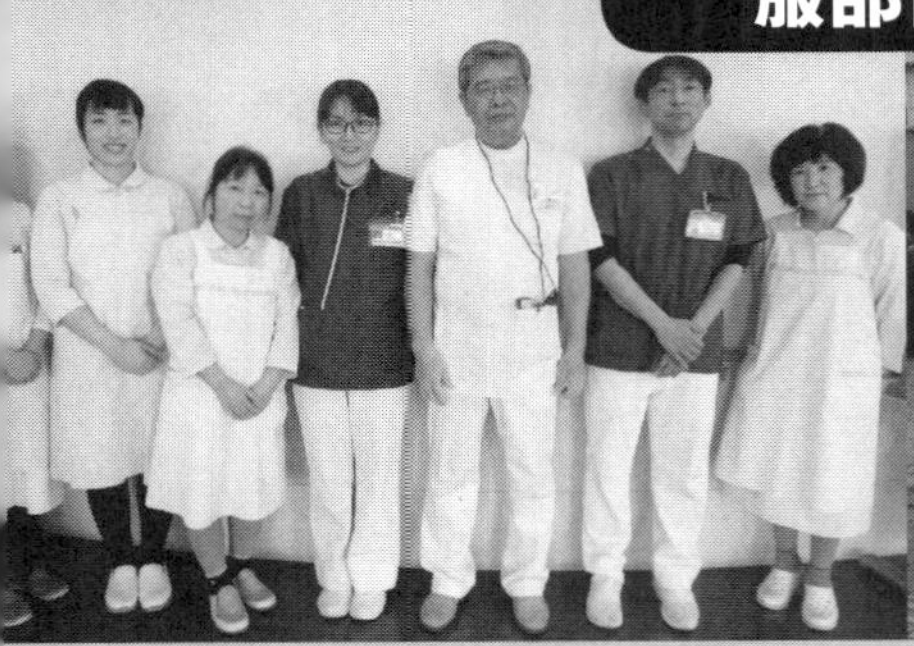

しょうぶ苑の言語聴覚士さんと作業療法士さんと我々スタッフ

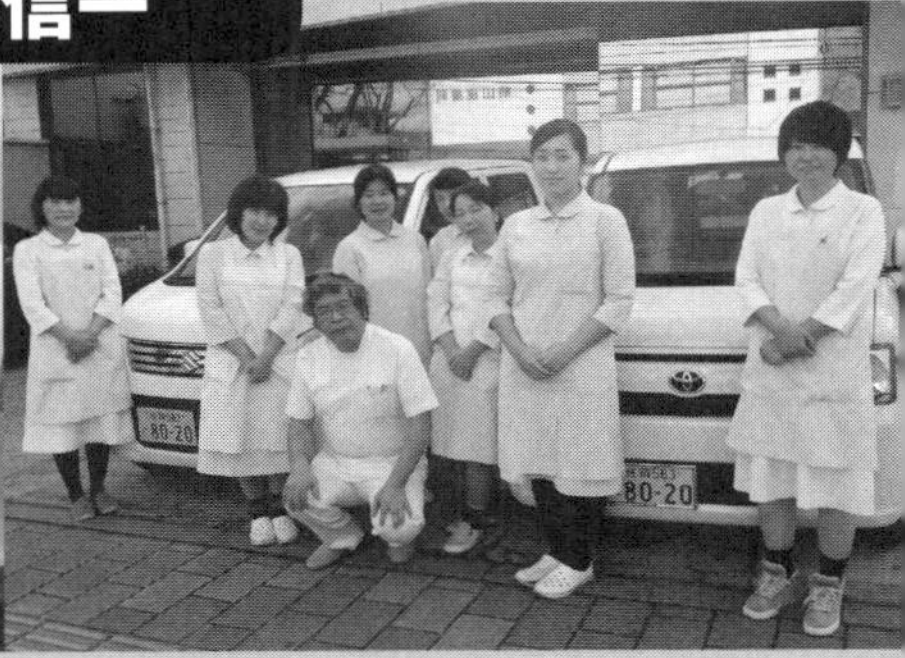

北村歯科訪問スタッフと 8020 の訪問車（歯科衛生士全員、口腔リハビリテーション学会認定歯科衛生士）

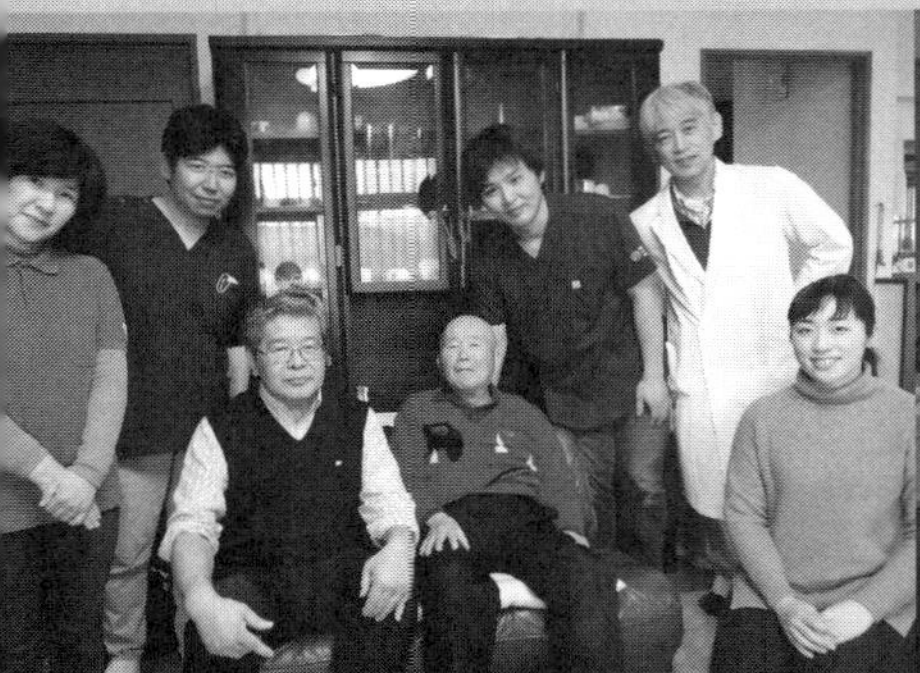

K さんと在宅での言語聴覚士さん等と我々スタッフ

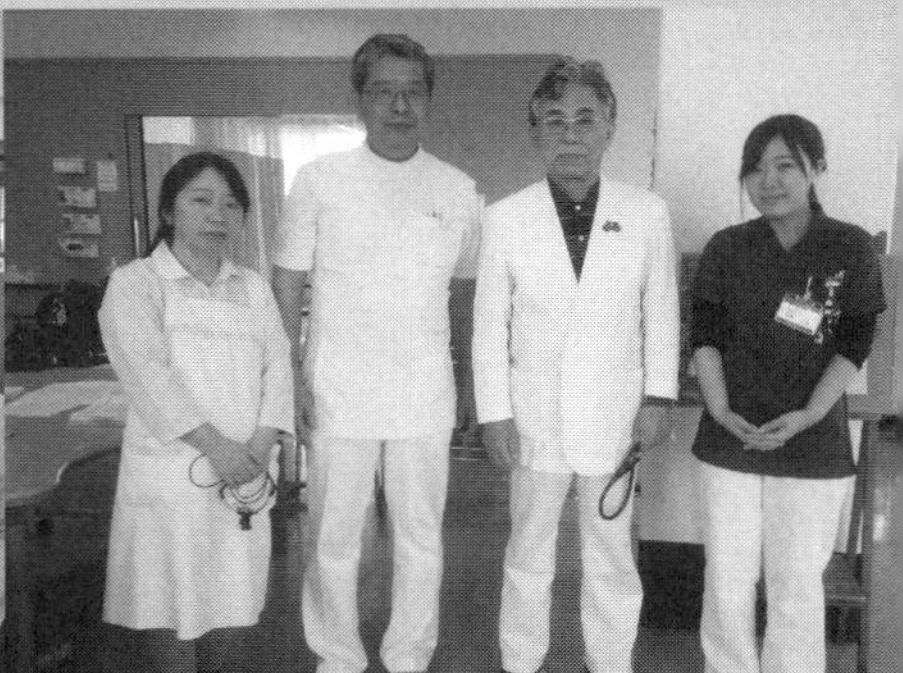

ふじおか病院院長と連携スタッフ

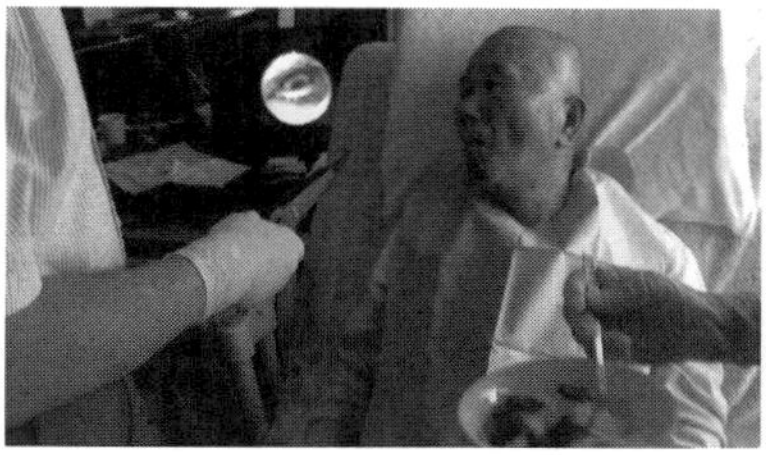

Kさん宅での嚥下内視鏡検査

誤嚥性肺炎予防のために、摂食嚥下を中心に取り組む

1982年、先代院長（義父）の跡をついで当院院長に就任しました。「がん末期で自宅療養になったけど、入れ歯の調整をして欲しい」20年前、今まで通院されていた患者さんから連絡がきました。近所で歩いていけるし、十数年の患者さんだったため、初めて訪問歯科診療をおこないました。そのとき、外来と違い、入れ歯の修理をおこなう前に、患者さんお口の中の状況に愕然としたのがきっかけです。

訪問診療では誤嚥性肺炎予防として口腔機能の向上、とくに摂食嚥下訓練を中心におこなっています。脳疾患の後遺症の患者さんで、2年近く胃ろうをされている患者さんがおられました。「Kさんご本人とご家族から、少しでも口から食べたいとの要望がある」と、主治医から連絡を受けました。VE（嚥下内視鏡）、スクリーニング等をおこない、経口摂取が可能と判断しました。

ST（言語聴覚士）とも連携を取り、歯科衛生士による専門的な口腔

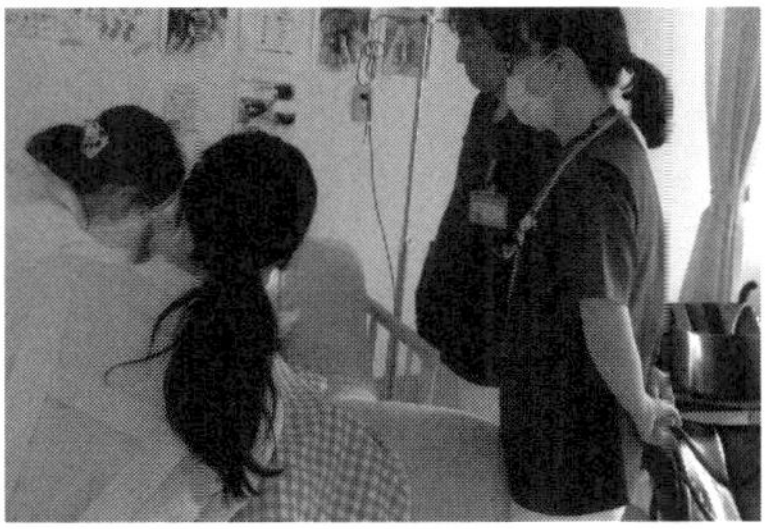

施設指導（しょうぶ苑で）

ケア、歯科医による舌が動きやすくする舌接触補助床（ＰＡＰ）の設置、摂食嚥下訓練を半年おこなったところ、経口摂取と胃ろうの併用までになりました。１年経過後には胃ろうを閉鎖して経口摂取だけとなり、誤嚥性肺炎も起こさず、現在は短期の旅行もできるまでになっています。本人とご家族から非常に感謝されました。

義父の介護で、摂食嚥下への取り組みの重要性を再認識する

当院のお口のケアは、ひと言でいうと連携重視です。私たちがご自宅を訪問するのは週１〜２回で、どうしてもご家族を含め、他職種との連携（いわゆる協同作業）が必須です。私たちが専門的に口腔ケアをおこない、私たちが訪問しない日に、ご家族を含め、他職種の人たちにできることをやっていただいています。

訪問診療に取り組み始めた当初は、入れ歯や歯周病の処置が訪問歯科診療だと考えていました。今は、よく食事のこと（食支援）を相談され

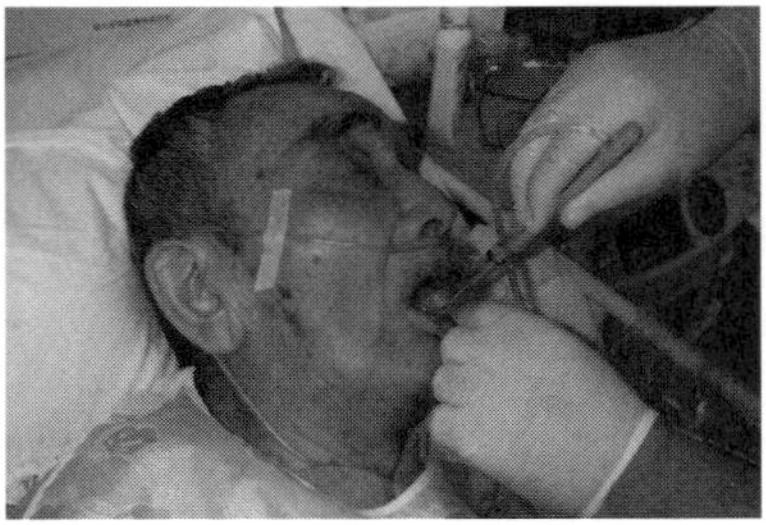

義父の間接訓練

るようになってきました。そこでは食機能、とくに咀嚼、舌等の機能的なことを考えなければならなくなっています。

たとえば、義父（先代院長）は、2度の腰椎圧迫骨折と入退院を繰り返しました。最後にはパーキンソン症候群をともなう認知症になり、ベッド生活を余儀なくされました。摂食嚥下障害が進んでおり、主治医からは胃ろうの可能性をいわれましたが、最後まで経口摂取ということで了解してもらいました。

STと連携を取り、摂食・嚥下訓練をおこないました。義母にも口腔ケアを手伝ってもらい、ソフト食による経口摂取を最後まで継続できました。誤嚥性肺炎を起こすこともありませんでした。「専門的口腔ケア、特に摂食嚥下に取り組んでいてよかった」と痛切に感じました。

これからは誤嚥性肺炎の予防、摂食機能の低下による口腔機能の改善が、私たち訪問歯科医療の重要な位置になっていくと考えます。当然、歯科医療従事者のみでできるはずはなく、ご家族やSTを含め、関係者との連携が絶対必要になってきます。

願いは一つ！お口から食べられる喜びを今一度、取り戻していただきたい。

ひがし歯科医院院長

東 正也

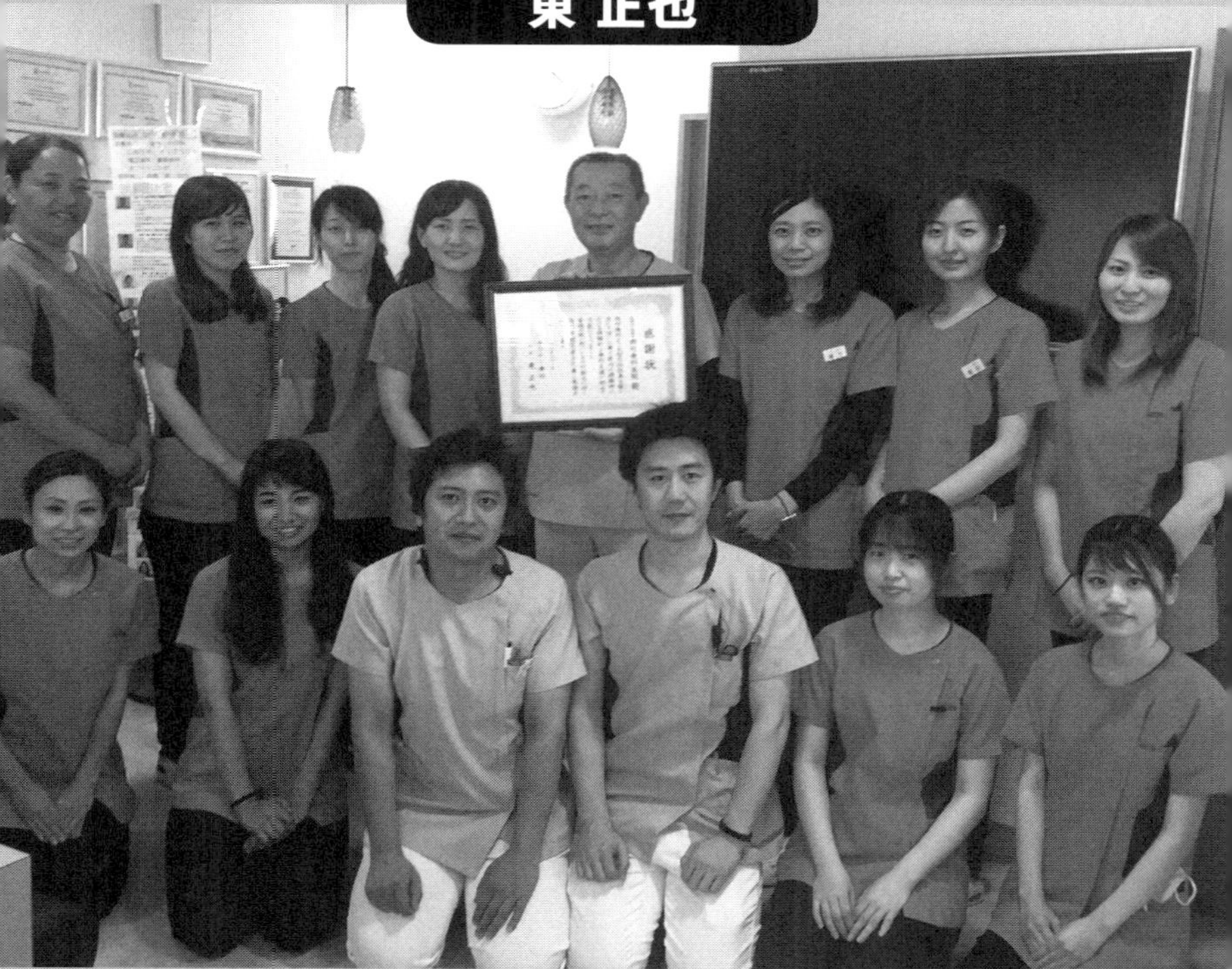

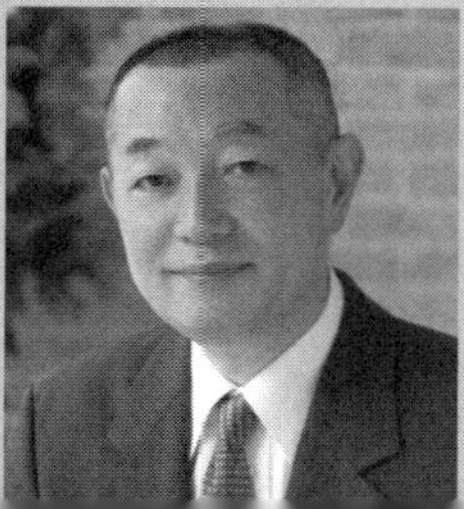

一般歯科、口腔外科、小児歯科、矯正歯科、インプラント、そして訪問まで、すべてを扱う「総合歯科」です

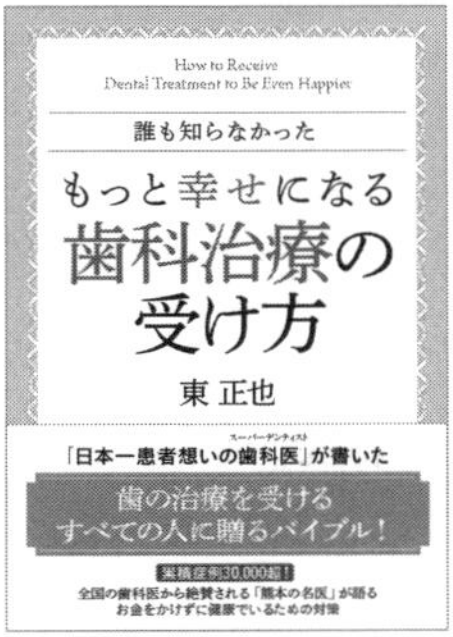

歯の健康を守るためのアドバイスが満載の『誰も知らなかった もっと幸せになる歯科治療の受け方』（東 正也著）

「患者さんの味方日本一」を目指しています。

当院の開院は1992年です。勤務医時代、私は臨床に出てビックリしました。ハートのなさとレベルの低さにです。今でも、ひがし歯科の待合室と診療室は、粗末な扱いをされてきた「被害者」の患者さんで一杯です。当院だけは！　と、ずっと思ってやってきました。

現在では、一般歯科、口腔外科、小児歯科、矯正歯科、インプラント、そして訪問まで、すべてを扱う、数少ない「総合歯科」となりました。そしてそのすべてがハイレベルです。

患者さんに対する啓発活動として、みなさんを「健康に幸福に」するための講演会や出版もおこなっています。ミス・ユニバース・ジャパン熊本のオフィシャルスポンサーでもあります。

歯科医に対する教育用DVDも数多く発刊しており、各種セミナーもおこなっています。これらの行動は、すべて患者さんの「健康と幸福」のためのものです。

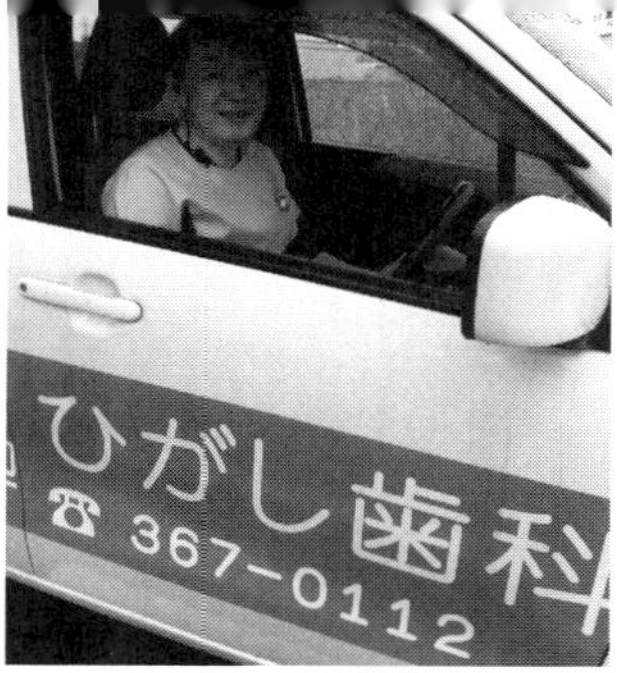

患者さんに寄り添い、患者さんの目線で治療をおこなう。笑顔の人生をサポートする歯科医でありたいのです

歯科治療の目的が変わりました

以前は、歯科治療の目的はむし歯や歯周病の治療、予防でした。それが「生活習慣病とフレイル（意図しない衰弱、筋力の低下、活動性の低下、認知機能の低下、精神活動の低下など健康障害を起こしやすい脆弱な状態）の予防」と変わりつつあります。具体的な柱は2つです。

1　歯周病を予防すること

歯周病があると、細菌や毒素が毛細血管を通じ、全身にまわります。また、炎症性物質が血糖値を制御するインスリンの働きを阻害し、血糖値を高めます。さらに血管を傷つけ、コブを作ることで、動脈硬化の原因にもなります。

2　噛む機能を維持すること

奥歯を失うと、軟らかい食事を摂ることとなります。糖質（炭水化物）に偏った食事です。丸のみによる食後高血糖、カロリーオーバーによるメタボ。タンパク質、ビタミン低栄養にもつながります。タンパク質低栄養は骨格筋減少症（サルコペニア）や身体能力低下につながります。以上のことを診療室で実践しています。寝たきり防止にもなります。

訪問診療で目指していること

1　まず、口の中をキレイにしてあげたい

死因第3位の肺炎の最も多い原因は、お口の中の細菌です。まずこれをキレイにとってあげたいです。まだまだ施設内でこれが実践されていない所が多く、残念なことです。がんばります。

2　摂食嚥下リハビリテーション

現在は、安易に胃ろうにされているようです。たしかに栄養は摂取できます。でも、老後の楽しみの一つ「食べる楽しみ」は？　なんとか、口から食べられるように工夫しています。この分野の専門家はいないので、私たちの腕の見せどころかなと思っています。内視鏡もやっています。なお当院には訪問大好きな歯科医衛生士が多数在籍しています。

長《なが》生《い》きしたければ「口《くち》」を鍛《きた》えなさい！

2018年11月29日　初版第1刷

監　修 ―――― 一般社団法人日本訪問歯科協会《いっぱんしゃだんほうじんにほんほうもんしかきょうかい》
発行者 ―――― 坂本桂一
発行所 ―――― 現代書林
〒162-0053　東京都新宿区原町3-61　桂ビル
TEL／代表　03 (3205) 8384
振替 00140-7-42905
http://www.gendaishorin.co.jp/
カバーデザイン ―――― 鈴木和也
本文デザイン ―――― 中曽根デザイン

印刷・製本：㈱シナノパブリッシングプレス
乱丁・落丁はお取り替えいたします。

定価はカバーに
表示してあります。

ISBN978-4-7745-1716-2 C0047